專業推薦（依姓名筆劃排序）
不點（《酷勒客-Clerk的路障生活》作者）
白日雨醫師（《白袍恐懼症》作者）
劉宗瑀醫師（小劉醫師）

医者の本音

日本YAHOO!外科醫師的真心話

白袍下的醫界真相

中山祐次郎 ◎著
楊玉鳳 ◎譯

前言

「醫師，為什麼醫師說話都這麼快又難懂呢？」

這是幾年前的事。

一位患者在門診的診療室中這麼對我說。

「咦？我說話很快嗎？」

「嗯，非常快。不好意思，因為說得又快又難，我經常都聽不懂呢。」

我受到了衝擊，同時再次不疾不徐地向患者說明。

這名患者是這麼對我說了。

可是或許還有很多其他患者雖沒說，卻有同樣的想法。我不禁一直想著這件事。

隨著和那名患者變親近之後，漸漸地他也問了如下的問題。

「為什麼在醫院候診要等三小時，看病時間卻只有五分鐘呢？」

「為什麼醫師的態度很冷淡呢？」

「進行手術時，醫師都在想什麼？」

每當他問我這些問題，我都無話可說。是因為醫師都很高高在上嗎？不是這樣的。不，或許是稍微有點……

這些疑問最終就變成了像是這樣：

「患者與我們醫師之間為什麼會有這麼大的鴻溝呢？」

可是有很多事是無法說的。就算能跟同為醫師的人說，也無法跟患者說。有很多事只流傳在醫師之間，而且感覺若是寫出了這些，就是背叛醫療業界。

可是不能想辦法告訴大家嗎？不能整理寫成一本書嗎？

「若能寫出醫師的真心話，應該多少能讓大家知道，醫師都是些什麼人、總是在想些什麼吧？」

「這麼一來，就算跟第一印象不好的醫師溝通，過程應該多少也能順利些吧？」

「醫師不能調整態度，認真發言嗎？」

因著這樣的動機，我寫了這本書。

為什麼我要寫呢？

初次見面，我叫中山祐次郎，擔任外科醫師已有12年。

本書中，我寫出了當了12年醫師的真心話。

請讓我稍做自我介紹。

我身為外科醫師，在第一線進行手術及投藥治療，到目前為止，我做過的手術足足超過一千件，我除了具有外科專門醫師、消化外科專門醫師、癌症治療認定醫等資格，也取得了合格率僅26%的高難度手術資格，以及內視鏡外科技術認定醫（大腸）。

雖然是如此耀眼的經歷，但作為外科醫師，這經歷其實很特別。

首先，我不屬於大學診療部門這類幾乎所有年輕醫師都隸屬的組織而持續學習至今。此外，靠近福島縣第一核電廠附近有間高野醫院，在其院長亡故，醫院處於存亡之秋時，我暫停了外科醫師的工作，前往當地成為臨時院長。

同時，我除了是醫師，也有在寫書。我自２０１５年出版了《為了幸福死，我想盡早告訴你的事》（幸せな死のために一刻も早くあなたにお伝えしたいこと，幻冬社）就開始寫作的工作，現在也寫有各種連載。最多的還是在日本Yahoo!新聞上，此前已寫有超過１００篇的醫療文章。其他還有在以上班

族為讀者群的日經BP社技術在線等做連載。

為什麼我要一邊擔任外科醫師，一邊寫文章呢？因為我想「在封閉的醫療業界中打開個通風孔」。

醫療文章有很高的專業性，很遺憾，媒體很難發布正確的訊息。另一方面，醫療專家也很難講得讓一般人容易理解。我介於這兩者中間，所以想將醫療複雜的內容「翻譯」給大家。

「這種事不能寫」

這本書的書名是《日本YAHOO!外科醫師的真心話：白袍下的醫界真相》。

說實話，我頗煩惱要不要寫這本書。我身為業界人士，把業界的事當真心話寫出來有意義嗎？不就只是揭露而已嗎？我寫了這本書後還能繼續當醫師嗎？雖然有幸獲得好幾家出版社的邀約，但我都拒絕了。那為什麼又要寫這本書呢？

我雖深感苦惱，但還是決定「寫吧」。

在日本書店中有好幾本書寫醫師真心話的書，但都是已經退休或是即將退休的大前輩醫師所寫，沒有仍是現職、此後幾十年還能看到的年輕醫師寫的書。所以我想著，要揭露出現職年輕醫師腦中所想，回覆難以回答的問題。我認為只要其中含有真實部分，對讀者來說，或許就能成為派得上用場的知識。

本書中，為了儘可能接近「醫師的真心話」，所以有許多資料與調查結果。但是資料也是有限的，因此，資料不足處就會編寫入我個人的真心話。

當然，我的真心話也有可能是偏離醫師全體的真心話。

因此應該也有人會想：「不出版這些東西才是有誠意」。

但是我不這麼想。

即便多少有點偏離，但我認為，提出在現時點有用的知識就是有誠意。

所謂的醫療不是要打造理想的醫院與社會。和其他業界一樣，都只是在「持續修正現實社會的許多問題」。該如何重新修補現在的這個世界，是才會變得更好呢？我懷著這樣的想法，寫成了這本難以下筆的書。

再重複一次，這不是一本揭露醫療業界的書。若對本書內容有此期待的人，我要辜負你們的期待了，所以請把書放回書架上吧。

與此相對，針對「當面問醫師什麼問題很失禮？」這類問題，我則會毫無隱瞞地誠實以對。只要看了目錄應該就能想見，我和想出這類難以回答的問題的編輯之間有過好幾次類似的問答：「這種事不能寫」「不，能寫」。結果連「年收有多少？」「都在談著什麼樣的戀愛？」這類很俗氣的話題都敢於深入。其原因是我相信，知道「醫師都是些什麼樣的人？每天生活中都在想些什麼呢？」的真實模樣，在這個充斥著不可信的醫療資訊時代，有助於患者與醫師間的溝通。

當然，書中也有加進對現在常跑醫院的人有用的內容，像是「醫師開很多藥的原因」或「被告知罹癌時務必要問的三個問題」等。而且也寫有很多給年輕醫師的話。

這本書若能成為讓患者與醫師關係朝「一同對抗疾病的伙伴」改變的第一步，會是最令我感到高興的。

那麼，讓我們快來看看醫師的真心話吧。

目錄

第 1 章

醫師的真心話

——這一句話裡所包含的真正意思

第2章

醫師沒說的藥物・手術真相

第3章

醫院的真心話
——患者的情況・醫師的情況

第 4 章

醫師的金錢與戀愛
——收支明細與私生活

第5章

禁忌的「死」與「老」

——人命真的平等嗎？

第 1 章

醫師的真心話

——這一句話裡所包含的真正意思

「感冒了呢」為什麼感覺說得很敷衍？

醫師：「山田先生請到二號診間。今天有什麼不舒服嗎？」
山田先生：「從幾天前開始喉嚨就很痛，今天還發燒了……」
（剛才我明明都有寫在問診單上了，這個醫師到底有沒有看啊？）
醫師：「這樣啊。還有什麼其他的症狀嗎？」
山田先生：「頭很痛，身體也很疲倦……」
醫師：「那我們來看一下吧。」
醫師將壓舌板（押著舌頭看喉嚨深處的道具）深入患者口中，用筆形手電筒觀察。
（嘔！好難過……）
醫師用雙手摸脖子。
（什麼都沒說突然就摸我脖子了！）
醫師：「會痛嗎？」

山田先生：「好像有一點。」（不是，你這樣用力壓著當然會痛啊……）

醫師：「那接下來聽一下胸腔的聲音喔。」

護理師幫忙拉起患者的上衣。醫師用聽診器聽了胸口約十個地方。

醫師：「好，可以喔。」

（咦？什麼可以……）

這麼說完後，醫師就寫起了病歷。

【咽喉發紅（＋）沒有白苔。頸部淋巴結腫大，壓痛（＋）。呼吸音清】

醫師：「應該是感冒。我會開藥，請記得要吃藥。不過感冒基本上吃藥也治不好，只能緩和症狀而已。要治好感冒要確實補充營養，請好好休息喔。」

山田先生：「好……」

大家是不是會覺得，這突然之間說的是什麼呢？這是醫院中常見的診療景況。這本書的開頭，以所有人都得過的「感冒」為主題。

只要是醫師，就有很多機會診療到感冒患者。我平常是在大型醫院擔任外科醫師。外科醫師的主要業務是幫重症患者或癌症患者進行手術，所以不太會診治到感冒這類輕症患者。但是，進行「值班」這類通宵勤務時，就會診治到很多感冒患者。因為有很多是夜間或假日的急診。

我們除了要仔細檢查該名患者是否罹患了感冒，也要仔細檢查是否是症狀類似，實則攸關性命的疾病。即便如此，晚上診治了5名、10名、20名感冒患者，做了同樣的診治、同樣的說明、開出幾乎一樣的處方箋後也會令人提不起勁。此時就會想起一件事。

用一個按鈕簡單開處方

這是我去一個開業醫師診所中幫忙時看到的事。該家診所位在東京的某個車站前，不知道是不是地理位置也有加分，一整天來看診的患者都絡繹不絕。到了冬天，幾乎都是感冒患者。

診所導入了電子病歷（在電腦上寫病歷、開處方箋的系統），在電腦上有個按鈕【感冒・1】。

一按下去後，瞬間就會在電腦上顯現出配好的多種藥，之後只要按下「決定處方」的按鈕就好。還真是輕鬆啊……順帶一提，「感冒」按鈕有1〜3，處方的內容也稍有不同。

大家覺得怎麼樣？

或許就患者來看，不是什麼令人高興的事。應該有很多人都認為，醫師會想很多，然後開立最適合自己的藥吧。

其實日本很多醫院都有採用類似「感冒按鈕」這樣的機制，而且這不是最近的事，從以前就這樣了。以前是稱作「既定處方」（類似台灣醫院的「治療組套」）。

也就是「碰到這類型患者，就用這種處方吧，這麼一來，醫師跟藥劑師都不會搞錯」這類被「既定」的處方箋。乍看之下或許很像是在偷懶，可是有減少出錯與省時省力的重要意義。

仔細想想，若醫師總是用不一樣的模式來開立藥單，藥劑師在調配藥品時就容易出錯。此外，護理師弄錯藥物輔助說明的可能性也會提高。可是只要使用既定處方，就能大幅縮短一個患者的看診時間，亦即能達到業務效率化。結果就是能減少患者候診時間，所以這樣好像也不壞。

雖然看起來有點隨便，但醫師並沒有小看感冒

「啊——好、好！是感冒呢。」

偶爾也有醫師會像這樣應付患者。

我當了醫師後，也有好幾次隱瞞自己是醫師的身份，作為一個患者去給其他醫師看病。不是因為我壞心眼故意不說，只是因為嫌麻煩才不說。但是有好幾次都被非常草率地對待，讓我感到很難過。

醫師對待感冒患者的態度多少有點隨便。

這其實是有原因的。因為醫師有常識，亦即「感冒無法用藥治好」。這是怎麼一回事呢？我來說明一下吧。

感冒，簡單來說就是「喉嚨與鼻子的疾病」。病毒這類異物進入喉嚨與鼻子裡後隨意增加，鬧出大騷動（就醫學上來說可以稱之為「炎症」）。結果，喉嚨痛了起來，也流出了許多鼻水。亦即，感冒的原因是「病毒」。

病毒非常小，無法用肉眼看到。若將千個病毒排列在一起，大小約有頭髮粗細。造成感冒原因的病毒不只有一種，其實有很多種。這也是無法製成特效藥的原因。

病毒通常幾天內就會死亡，受侵襲的喉嚨與鼻子會很快地恢復。所以或許可以說，感冒是放著不管也會自己好的疾病。

那醫師為什麼還是會開藥給感冒患者呢？

醫師開藥給感冒患者的模式主要如以下兩項。

1. 只開對症治療的藥。

2. 對症治療的藥＋抗生素。

「1.只開對症治療的藥」是為了緩和痛苦的症狀。對症治療就是，喉嚨痛就止痛，發燒了就使用解熱劑去除不適，是「對」「症」狀進行的治療。所以可以說是只治標，卻無視造成喉嚨痛與發熱的根本原因——病毒。

「2.對症治療的藥＋抗生素」中則加了「抗生素」。抗生素別名「抗菌藥」，是「對抗細菌等微生物的藥」。微生物是肉眼看不見的微小生物。

誠如先前說明過的，感冒是病毒這類微生物所導致的疾病。病毒中，針對不同細菌，抗生素不見得有效，所以這治療完全沒有意義。我還是實習醫師的時候，從某位醫師那裡學到：「應該要開立抗生素給感冒患者。」可是感冒的原因是病毒，抗生素起不了作用。這簡直就像是在說：「等一下會下大雨，所以要塗抹防曬乳。」下雨時，比起防曬乳，雨傘才是更必要的吧。我覺得那樣的處理方法很前後矛盾。

為了滿足病人的藥

可是現在還是有不少醫師會開立抗生素給感冒患者。為什麼醫師要持續開抗生素呢？

首先可以舉出的原因是，「因為無法否定該名患者有細菌感染的可能性」。有一種病叫做鏈球菌感染，症狀很類似感冒。醫師主張，雖然因這細菌而導致感染的可能性非常小，但還是有可能。不過因為有針對鏈球菌的檢查，沒做這檢查就開立處方是沒什麼意義的。

第二個理由是，「這處方是針對病毒感染的二次感染，亦即為了預防而開立」。二次感染，是因病毒感染而虛弱的身體，接著受到細菌攻擊而引起了感染。這對高齡人士或免疫力低下的患者可能有效，但對此以外的其他人則沒什麼作用。

最後可以舉出的理由則是「患者的滿意度」。我推測，這才是最大的理由。對開業醫師來說，「治病」與「患者滿意度」是同等重要的。因為若患者不來，診所的經營就會惡化、倒閉。

在此希望大家想像一下。

你罹患了感冒，不但很難受，工作或家事又很忙，想盡快治好，因此去附近的醫院看病，卻被告知：「因為如此這般的理由，所以感冒不需要吃藥。抗生素沒效。請好好吃飯、睡覺就好。」而沒拿到藥。請問你會怎麼想呢？

「為什麼？我想拿到藥啊。」你會這麼想吧。能拿到3、4種藥，絕對比沒拿到藥更有滿足感。

此外，「感冒＝抗生素」這種在社會間廣泛流傳的說法也很有問題。我的母親在我年幼時也會如念經般唸著：「感冒了就要去醫院拿抗生素」。在醫院看診時，患者也不止一、兩次跟我說過：「我感冒了，請開給我抗生素。」而且很遺憾的，這些人中還有不少是醫療相關人員。

即便如此，我們無論如何都必須撲滅「感冒就用抗生素」的神話。之所以要這樣，是因為若輕率使用抗生素，將會產生抗生素起不了作用的細菌，而且可能擴散到全世界。這雖聽來感覺很不著邊際，但確實是非常嚴重的事件，所以厚生勞動省（相當於台灣衛福部）也努力在尋求對策。當然，造成這股風潮的就是到目前為止一直開立抗生素給感冒患者的醫師。

順帶一提，在日本國外，有很多國家可以在藥局買到對症治療的感冒藥，不用醫師開立處方。也就是說，在健保（大家以3折的錢就能接受看診的醫療）中，並無法開立處方，因為「國民的錢（＝保險）不能使用在沒必要的藥上」。最近在日本，似乎也能在藥房買到Loxonin等解熱劑。這雖是我的預測，但不久的將來，日本的制度應該也會變成，感冒去看病時，醫師也無法開立止痛或退燒藥等對症治療的藥。因為醫療費的增加將變得愈形嚴重。

最後，對感冒最有效的不是藥物，而是營養與休息。

醫師的「沒問題！」到底是怎樣的「沒問題」？

以下是吉田先生動過胃癌手術一個月後與醫師間的對話。

吉田先生：「醫師，我的傷口還有點痛，沒問題吧？」

醫師：「請讓我看一下喔。」

吉田先生躺下，露出了腹部。醫師帶著手套診察。

醫師：「嗯……傷口沒有感染，恢復得很漂亮喔。因為傷口還沒有完全復原，所以會痛，但一定會好起來的。」

吉田先生：「是這樣嗎？我很不安，真的沒問題嗎？」

醫師：「是的，沒問題！」

這是我經常會和患者說的其中一段對話。身為醫師，時不時都要很斬釘截鐵地對患者說：「沒問題喔！」

可是醫師所說的「沒問題」，究竟有多少可信度呢？真的「沒問題」嗎？

這是個很難回答的問題，但我想說出真心話。我先說，這不過是我的真心話而已。因此或許其他醫師在說「沒問題」時或許有別的意思。

即便如此，我想有很多醫師都知道，醫師的這句「沒問題！」有很大的效力。在我的經驗中，只要說出這句話，患者的疼痛就能減輕一半以上，晚上變得好睡，食量增加三成左右。單只是這樣，我就覺得「沒問題！」這句魔法詞彙的使用法非常困難。

其中可以舉出的一個原因是，在醫學的領域中，本來就沒有幾乎可以斷言「沒問題＝完全治好」的情況。

在一開頭的對話中，醫師說了沒問題。但即便如此，也可能會有遲發性（手術過後超過一個月）的傷口感染。而且雖然非常少見，但也有手術後一個月，癌症轉移至傷口的痛心案例。所以對話中醫師所說的「沒問題」，並非百分之百的。

「醫師，沒問題嗎？」

其他還有像是以下的例子。

即便患者是輕微的感冒，也有可能從感冒演變成會致死的重症疾病，例如心肌炎、腦膜炎。又或者表現出的感冒症狀，其實是進行中癌症的其中一種症狀。當然這些都是極為罕見的，但可能性也不是零。所以醫師所斷言的「沒問題」大多伴隨著猶豫與心虛。

我是專攻大腸癌的外科醫師。因為專研癌症，很多時候，依據患者的惡化程度是無法說出「沒問題」的。

偶爾會有患者的癌症頗為惡化了，患者本人或家屬問我：「醫師，沒問題嗎？」時，我就很難對他們說出「沒問題」。這時我會充分動腦思考，是應該要據實陳述醫學上的事實呢？還是要顧慮當場的情況讓對方安心，之後再進階式地告訴他們呢？

關於這個問題，我每次都非常煩惱。我盯著眼前患者滿懷不安的臉看，要是稍微表現出可疑的態度，或許就會透露出什麼。

因此，我該怎麼做呢？

老實說，在過於殘酷的情況下，不論是「沒問題」還是「有問題」，我都無法對患者本人說出口。取而代之的，我會告訴他們：「不仔細觀察不知道，所以無可奉告。」之後，於本人不在時，再和家屬一起演練如何告訴本人的困難作戰。

打擊患者的一句話

那麼，面對沒有家屬的患者時又如何呢？

對經歷過嚴峻治療（之後不知道能活多久）的患者，我首先會問他：「實情也許很殘酷，但你想聽聽你的病狀嗎？還是不想聽呢？」這答案很多時候會因患者而異，實際上從「希望您絕對要詳細且正確地告知我」的人到「那太可怕了，我不想知道。我想交給醫師就好」的患者都有。

我之所以會先問過患者，是因為某次的事件。

我在二十多歲開始擔任醫師的時候，曾有一位癌症患者問我：「醫師，我還有幾個月可活？」我因為不負有告知的責任，所以說了：「我要先向上頭的醫師確認。」就離開了房間。

可是患者卻糾纏不休。

「沒關係啦，中山醫師你認為呢？」

被他這麼一說，加上一股氣勢，我竟沒跟上司確認他正確的預後狀況，就告訴他：

「我認為，連一個月都很難。」

一聽到這件事，那個人似乎就受到了很強烈的衝擊，之後再也沒笑過，很失意地過世了。我非常的後悔。而且我體會到，就算知道了真相，也不會幸福。那時的我或許侵害了患者「不知道的權利」。

從那時候起，我開始深思熟慮，對於患者來說，「怎樣才是幸福」「什麼才是必須的」。我是醫師，在很多情況下會比患者本人更清楚熟知他們的醫療資訊。可是基本來說，患者的資訊全都歸屬於患者，所以我無論如何都要告知他們。

正因如此，我認為最好經常心懷一個疑問：「盲目地告訴患者所有資訊，對患者來說真的好嗎？」同時要思考，「該在何時、如何告訴患者？」或許對很多醫師來說，這是個很難的題目，很不好回答。

為什麼醫師的態度總是很冷淡？

「為什麼醫師都那麼冷淡呢？」

對於編輯提出這意外的問題，我感到很驚訝。

醫師有這麼冷淡嗎？我們每天應該都很有禮貌才是……

我一直思考著，連在深夜醫院的書桌前也捫心自問，仔細思量。結果在腦海出現了！出現了！我那對患者冷淡發言的模樣……我一邊苦惱，一邊想著，要藉由這本書說出真心話贖罪。此前覺得我態度冷淡的患者以及各位家屬，對不起。

閱讀本書的你，或許也認為「我也曾感受到醫師冷淡的態度」吧。我自己曾見過其他醫師和患者的談話，經常也會想著：「那態度是不是有點冷酷……」若是年輕醫師，我會提醒他要注意。但若對方是前輩醫師，尤其是在上下關係嚴格的外科醫師世界，可沒辦法那麼簡單指謫對方。

18年間遇見醫師們真正的模樣

但是在此，我有件事想好好告訴大家，那就是「幾乎沒有醫師想冷淡對待患者」。

我成為醫師有12年，若包含醫學系學生時代在內則有18年，真的是遇見過很多醫師。年輕時除了外科，我還在各種地方工作過。我去過東京都的三宅島、鹿兒島的種子島等離島診所，也去過美國、韓國等多家醫院考察，還有很多醫師朋友，所以應該有遇見過一千人以上吧。

我此前碰過的醫師們，幾乎所有人都很認真思考過「要怎麼做才是為患者好呢？」「該怎麼做才能改善這個國家（世界）的醫療呢？」若要代為發表醫師的意見，我想醫師的心聲應該是：「我們沒想過要對患者冷淡的」。可是為什麼患者還是會覺得「醫師很冷淡」呢？

之所以會覺得「醫師很冷淡」，可以從各種情況來思考。

在此，重要的一點是，「醫師和患者間的溝通時間是有限的」。那麼時間被怎樣的限制住了呢？以下舉個具體的例子來說明。

時程表具體到每一分鐘

第一，醫師工作的時間行程表非常緊湊。

我們醫師不論是哪一科的醫師，都是在確實安排好的時間行程表中工作。若是外科醫師，早上9點一定要去手術室。在手術室中，有配合當天入院的患者已完成麻醉等待著。而且手術室的護理師（一台手術最少要兩人）、臨床工學士、還有做為助手的外科醫師等工作人員都要配合時間準備好。

「不好意思。我負責的患者感到很不安，我要詳細跟他說明，所以要推遲30分鐘」，一位外科醫師絕對不允許做出這種事。對被麻醉了的患者來說，手術時間拉長＝加大手術傷害，所以不會這麼做。

所以若時程表是從早上7點半起開始查50名患者的房，9點去手術，這期間就無法和患者詳細說話。就算患者接二連三提問，也只能推遲道：「不好意思，因為沒什麼時間，請詢問護理師，然後請再和我預約。」若就初次住院而感到不安的患者角度來看，或許就會覺得「醫師態度好冷淡」。

第二，門診業務過多。

醫師一天要診療好幾十人。若跟一名患者說話的時間有到10分鐘就算很好

（依科別會有不同，若是外科就是這程度）。

而且不是只和患者說話就算結束診療。首先要將診察結果寫入病歷表，接著要開立藥物處方、預約下回的門診等。因為只有一名醫師在把資料輸入電腦，所以很花時間。其中還有預約檢查，同時一邊還堆積著大量「候診患者」的資料……

雖會有人說這像是藉口，但我想，若要將這樣的狀況反覆說明到能讓患者理解，應該是不太可能的。

與忙碌醫師順利對談的訣竅

最近為了解決業務過多的問題，引進了「代理輸入」的系統。這系統是指將輸入電腦的作業委託行政事務人員代為處理，讓醫師能集中精力與患者溝通。但很遺憾地，現況是只有部分醫院而且是在限定部分醫師（許多都只是部長或教授等地位高的人）中有導入這系統。

面對沒有時間的醫師，患者能拿出什麼樣的解決辦法呢？我想提出以下的建議。就是「預先將想問醫師的問題逐條寫好」。

這件事非常單純，但跟只是單純的記下來有很大的不同。

「想問些什麼？」「擔心些什麼？」醫師只要看了筆記就能立刻回答。不過在初診時也會有種情況是「連想問醫師什麼都不知道」。這時候，請使用左頁的表格。若能追加使用這張表格，會更容易與醫師溝通。

初診時可用的表格

有什麼症狀？
從什麼時候開始？
・逐漸好轉 ・逐漸惡化　　　　　・不變
什麼時候最難受？ 現在　・　（　　）日・小時前
這個症狀何時惡化？
最困擾你的是？
想問醫師的事

「先看一下情況吧」這句話的真正意思是？

「不知道病名就會很不安。醫師為什麼都不說明呢？」

對於編輯提出的這個問題，我很丈二金剛摸不著頭腦。

「不知道病名就很不安？」

我的思考模式很「醫師」，所以或許不太清楚患者的心情。

身體不舒服來醫院時經常都是不知道病名的。之前沒經驗過的疼痛一直持續著，但檢查的結果沒有異常。那麼這個不舒服的原因究竟出在哪裡？是不是沒被發現的重大疾病？結果患者就會陷入不安，並問道：

「醫師，到底是哪裡有問題呢？」

這時候醫師一定會這樣說。

「先看一下情況吧！」

其實就醫師來看，能確切斷言病名的情況並不多，而且很多時候也很難說出病名。

雖然患者希望醫師可以確切說出病名，但醫師卻難以說出病名。我認為，這是否是因為醫師與患者間的認知有極大的落差？

那麼為什麼醫師很難說出病名呢？接下來要說的不是罹患癌症等重病時難以「告知」的意思，而是難以對來診所或醫院門診看診的患者斷言「這是○○病」的意思。

回答患者「不知道病名就不安」的問題

我認為，無法斷言病名最重要的理由有如下兩個。

第一是「難以確診」。這是怎麼回事呢？

擔任醫師的每一天，我都會想，要診斷「這個患者是○○病」並不容易。雖然可以說「你大概是○○病吧」，但要斷言「你是○○病」卻很難。

來舉個具體的例子吧。我的專門是大腸癌，大腸癌會出現腹痛與血便等症狀。因此，我們會進行ＣＴ檢查，以及從肛門伸入攝影機的大腸內視鏡檢查，但即便專家依據檢查結果判斷：「像是大腸癌。」也還不能確診。要確診，就要切下極小部分看起來有問題的地方，給病理科的專門醫師用顯微鏡觀察，要初步診斷出「這個細胞是adenocarcinoma（大腸腺癌）」才會到被診斷為是「大腸癌」。

雖然我寫得很簡單：「切下極小部分看起來有問題的地方」，但這也不是一件簡單的事。若是大腸癌，通常會將大腸內視鏡靠近疑似癌症部位的附近，利用從攝影機側邊伸出如鱷魚下顎般的道具（稱做活檢鉗）劃開取出。我們會將這1、2公釐的碎片小心放在福馬林中，送去給病理醫師。雖然不痛，但會出血。要止血得費上一番功夫。

「因為是癌症，才要歷經辛苦過程以獲得診斷。其他疾病不用那樣吧。」我似乎能聽到有人這麼說，但，並不是這樣的。

換成感冒又是什麼情況呢？誠如我之前所寫過的，感冒是因為在喉嚨以及鼻子中的病毒引起了發炎。就專業上來說被稱做「急性上呼吸道感染」。有幾個疾病的症狀都和初期感冒很像。首先是流感。症狀雖相似，但和感冒的原因不同，需要用別種藥物治療。

其他還有被稱做急性會厭炎的疾病。這疾病是位於喉嚨深處的會厭部分產生嚴重的發炎症狀，有發熱與喉嚨痛等與感冒相似的症狀。可是與感冒有很大的不同，急性會厭炎有時會攸關性命，是非常恐怖的疾病。若以為是感冒就放著不管，位於呼吸道的會厭會腫脹，甚至導致窒息死亡。

雖然看起來很像感冒，其實是攸關性命的疾病——

我在醫學生時期第一次學到這疾病時很驚訝。不僅診斷困難，而且若判斷錯誤，就會導致「窒息→死亡」的嚴重後果。關於這疾病，有很多相關的醫療訴訟案例。我至今還記得，從當時的上級內科醫師那裡學到了：「若是碰上那樣的患者，可以想成自己運氣不好。因為分辨感冒與急性會厭炎就是這麼難。」

以下是些閒聊，急性會厭炎的英文是cherry-red epiglottitis。cherry-red的意思是「紅如櫻桃」，因為會厭看起來會紅腫如櫻桃而有此稱呼。前美國大總統喬治華盛頓是因此病而亡故的名人。在他曾有過的逸事（也有一說是虛構）中，有個故事是，他在少年時期砍了父親很重視的櫻桃樹，並老實地道了歉，他本來以為會被罵，卻被稱讚很誠實。這樣的他卻死於被冠上櫻桃之名的疾病，實在很諷刺。

回到正題，要告訴患者確切的診斷病名，不論是癌症還是感冒都沒那麼簡單。其他也有很多疾病有「診斷基準」。這基準就是「10個項目中有6項以上符合，就可以初步診斷是某種疾病」。而更麻煩的是，診斷基準還分為日本版、美國版等。不知道我這樣是否有讓大家知道醫師難以告知患者病名的難處了呢？

「絕對不要批評前醫」

第二個不敢斷言病名的原因是因為，「若確切告知病名，之後患者卻得知不是該病時會失去對醫師的信賴」。

當初判斷是某種病，之後才得知是另一種病的情況，就醫師來說其實是極為日常的事。我想應該所有醫師都非常認同這點。「後醫是名醫」這句格言就表現出了這一點。

後醫就是在患者治療過程中「之後」看診的醫師。「後醫是名醫」的意思是，「因為是之後（時間上的）為患者看診，既得知了病程，也出現了許多症狀，所以可以得知整體像。因為資訊量不一樣，既容易進行診斷，治療起來也很順利。因此，之後負責的醫師看起來就像個名醫」。「後醫」的反義詞是「前醫」，也就是患者發病時第一位看診的醫師。很多時候，疾病會隨時間經過而逐漸顯露出整體面貌，因此前醫是處於絕對不利的位置。

以前我還是實習醫師的時候，學習到「絕對不可以批評前醫」。就身為後醫的自己來看，前醫的診斷往往是錯的，預測很瘋狂，做的檢查與治療也很前後矛盾。可是別去責怪他，也別小瞧他。要診斷疾病，一定的「時間」要素是非常重要的。

例如以「糞便中混有血液」的患者為例。最高的可能性是痔瘡，但也有可能是罹患大腸癌。而罹患局部性腸炎或大腸炎的人，也可能感染ＨＩＶ罹患阿米巴性痢疾。甚至還有因藥物副作用而產生的藥劑性腸炎。

因此在一開始只有一次的檢查中，要從這症狀想出的選項太多了，要縮小範圍實在很難。我們要慎重地讓患者接受必要的檢查，一點一滴縮小候補疾病的種類。醫師要做的就是這些。

醫師診療的目的不是為了確定病名，而是盡可能改善患者的痛苦。醫師所說「再觀察一下吧」「來看一下情況吧」絕對不等於什麼都不做、放著不管。那些話的意思是：隨時間經過就會知道情況，到時再採取必要措施，現在因為不清楚確切原因，就一邊觀察症狀的變化，一邊思考吧。醫師經常會做的事，就是讓「時間」進行診斷。知道這點後，大家是否感到安心些了呢？

那麼，若是急病又如何呢？就患者的角度，應該會覺得：「若是分秒必爭的病該怎麼辦？只是看情況觀察真的沒問題嗎？」而產生極大的不安。

基本上，醫師幾乎都會察覺類似情況，因此很少會誤判成「先看一下情況吧」。雖然看透這點也要有醫師的第六感，感到「這好像有點嚴重」，但很多時候都可以藉由來自血壓、脈搏數、呼吸次數等生命徵象的數據資料得知。

即便是住家附近的診所，或只有一名醫師看診，若認為「這很緊急」，就會立刻叫救護車。在危險情況下，醫師也會坐上救護車，陪同患者前往大醫院去。

成為「名醫」的條件？

到目前為止，我們談過了醫師態度冷淡的原因。那麼接下來要看的是，所謂（看起來）溫柔的醫師，或善於溝通的醫師才是名醫嗎？

雖然大家可能不太知道，但溝通能力在某種程度上是可以學會的。因為溝通能力不是才能，有很大因素是技術。明明工作上很要求溝通能力，但醫師多半不太學習溝通。

不過，最近在癌症診所從事診療的醫師中學習溝通方法的人變多了。

例如「告知壞消息的方法」。在醫療現場，大家都知道，「告知壞消息」是一種困難的溝通，關於這點，大家也都漸漸知道了以第一個字母縮寫而成、被稱為SHARE的技術。

請見下頁的SHARE表。第一行「支援性環境」一項中，有「為確保隱私，環境要安靜沉穩」。

仔細想想，這該是理所當然的。若是在吵雜的護理站，聽著護理師們說著

患者希望的溝通4要素：SHARE

Supportive environment（支援性環境）
．充分的時間 ．為確保隱私，環境要安靜沉穩 ．注意面談不要中斷 ．建議家屬一同列席
How to deliver the bad news（告知壞消息的方法）
．老實、簡易、仔細說明 ．說得能讓患者接受 ．雖然「癌症」這詞彙能清楚傳達意思，但不要重複使用 ．要特別留心選用詞彙，要使用恰當又委婉的表現 ．提問並回答問題
Additional information（附加資訊）
．商討日後的治療方案 ．商討關於疾病對患者個人日常生活的影響 ．促使患者說出意見或顧慮之事 ．若患者有意願，可提起替代療法、第二位醫師的意見以及剩下的時日
Reassurance and Emotional support（安心感與情緒性支援）
．表現出溫柔與關懷 ．促使患者顯露出情緒，接受患者的情緒 （例：沉默、問患者「心情如何」、點頭） ．關懷家屬同於關懷患者般 ．維護患者的期望 ．跟患者說「我們一起面對解決吧」

※引用自〈告知患者壞消息的方法——心理腫瘤學研究〉（岡山大學研究院精神神經患者學 內富庸介）

笑話、到處都有響個不停的鬧鐘警鈴，告知患者「您得了癌症」，那會如何？大家應該會覺得：「怎麼這麼不體貼啊」。同樣是告知患者罹癌，若是在安靜、沉穩的房間，接受的感覺就大不同吧。

此外，說明途中會問患者「到目前為止有沒有什麼問題？」的醫師，與不讓人提問，一口氣說明到最後的醫師，大家對這兩者的醫師印象也不一樣吧。我認為，好醫師是需要擅長溝通的。

請別被「名醫書」給騙了

那麼，名醫書上所載錄的名醫都有溝通力嗎？

話說回來，我並不喜歡「名醫」這個詞。

話題有點跑偏了，但所謂名醫究竟是什麼樣的醫師呢？

想像中的意思是「能治好其他醫師束手無策疾病的醫師」，又或者是「治療高難度疾病成功率高的醫師」？這該怎麼判定呢？或許可以透過手術成功率來推測，但只要患者的病狀不一樣，用同樣的百分比來比較就沒有意義。在癌症中心的癌症患者生存率之所以好，是因為中心拒絕同時患有糖尿病或心臟病的患者入院。因為病狀不一樣，所以無法比較，只能比較有相同症狀的患者。

所以要正確測定出來非常困難。

順帶一提，市面上的「名醫書」又如何呢？

為什麼我雖曾接受過登載的提案，卻又說無法信賴呢？就我所知，也有經常被刊載在名醫書中卻不擅長手術的醫師。在這本書中，我認為不應該使用「名醫」這個詞彙，而是希望能使用「好醫師」來形容綜合能力高的醫師。

我所認為的「好醫師」是醫療技術、知識，溝通能力都很高的醫師。不論技術、知識、思考力有多高，溝通能力低的醫師就不能說是「好醫師」。

那並非是我個人的偏好，而是因為此後ＡＩ（Artificial Intelligence，人工智慧）將會為醫療界帶來改革，這技術是人類醫師為適應ＡＩ所需具備的。

ＡＩ在不久的將來將會如內科醫師般為患者診療、如外科醫師般進行手術。屆時，人類醫師所能發揮優於ＡＩ的能力，就是「同理心」。就算ＡＩ可以正確說明，也無法和患者一起沮喪消沉、共同煩惱，並選擇治療方法。此時，人類醫師就可以以補足ＡＩ的不足，和患者一起努力。

今後醫師所追求的能力應該是學會如前所述的ＳＨＡＲＥ技術，並與患者在精神世界建立起深厚的連結。當然，現在就有很多醫師在做這樣的事了。

因此我想告訴各位的是：「若有疑問，請毫不猶豫地詢問醫師吧。」現在有不少（高齡）患者都覺得「不可以問醫師問題」。可是各位是在接受醫療這個重要的服務，所以有什麼不懂的都請盡量問。因為患者提問而發怒的醫師（其實有很多），或是表現出不悅的醫師，就離開他吧。我想在本書中聲明一點：溝通能力低的醫師，做為醫師的能力也低。

讓醫師頭痛的患者？

「讓醫師頭痛的患者」，是什麼樣的患者呢？這個題目是本書中最難寫的。只要是患者，對我們醫師來說就不會感到「頭痛」，但我還是收集了「這類患者實在讓人受不了」這類現場的意見。

・話說很久，但都與治療無關的患者

醫師經常很忙。和患者說話的時間對醫師來說，有時雖會是療癒的寶貴時間，但時間太長也很痛苦。因為幾乎還有其他患者在等候，所以會很焦急。

・探聽許多醫師個人情報的患者

詢問「醫師，你在哪裡出生？」「結婚了嗎？」「有小孩嗎？」「住哪裡？」等等令人感到尷尬的資訊。我雖完全不在意，但女醫師對這類話題尤為敏感。

・不在平日白天來檢查或門診的患者

有患者說：「我平日要工作，只有週末能來。」

雖然真如他所說，但很多時候，我們只有在平常日才做檢查或門診。很不好意思，可不可以麻煩這些人像是請假去銀行那樣，也請假來醫院呢？

・輾轉在各醫療機關間的患者

當然也確實有人是需要幫忙的，而且也有人不論去哪間醫院都無法獲得正確的診斷而輾轉於各醫院間。這裡所說的不是前述那類人，而是已經獲得診斷，只是覺得「那間醫院不肯開藥給我」「那裡的醫師無法滿足我的期望」對診療內容或應對不滿，而輾轉奔走於各醫院間的。有個可以形容這種情況的說法叫「逛醫師／逛醫院」（Doctor shooping），我會試著在遇到這種患者時建議他詢問「第二位醫師的意見」。

・塞「紅包」給醫師的患者

「來，醫師這給你」，只要在醫院做醫師，偶爾就會碰到患者塞小信封。

寫出這些事來，或許會被其他醫師們討厭：「為什麼要寫這些事啊！」但因為有人提問，我就想談談。這是關於收受患者「紅包」，也就是謝禮的話題。

不久前，我從執刀手術的患者那裡收到了他出院時塞入信封的現金。我雖堅決推辭「我是不收取任何東西的」，但對方還是強硬地放入我的白袍口袋。

我們爭論不斷「不，真的不好意思」「不，醫師，請收下」，最後我大聲說出：「這關乎我的處世原則，請別這樣！」他才終於放棄。這種情形，所見多有。

到處去打探一下就知道，給外科醫師謝禮的情況似乎很多。在小說以及電視劇裡也經常有描寫到在手術前塞紅包的情景，實際上這也是真的。醫師同仁們很少會觸碰這類話題，所以我也很難掌握實情。

塞紅包給醫師，結果就會不一樣嗎？

「紅包」文化很盛行。某個電視節目（TBS系《直擊！競技場!!》2016/4/11播放）中指出其所推測的事實。他們詢問被稱為名醫的醫師：「是否曾收受過患者的『紅包』？」結果五十人中有四十六人回答說：「有。」

我偶爾會看這個節目。看過後我覺得：「啊～是這樣啊～」以前在醫師之間是用「Geschenkt」這種隱語來稱呼患者所給的謝禮金。所謂的Geschenkt就是德文的「禮物」之意。

有一份問卷調查了究竟有多少醫師從患者那裡收受過金錢作為謝禮。問卷詢問了２０６５名醫師：「是否會收受患者所給的謝禮金（也包含了物品）？」（〈詢問２０６５名醫師，如何應對患者給予的謝禮〉，日經醫藥線上，2014/4/11刊載）。

依據這份調查的結果是，「基本上會收取」的有38．2％，「基本上不會收取，但有時也無法拒絕」的有40％。也就是說，回答這份問卷的醫師，有八成都會收受患者給的謝禮金。

醫師對於患者的治療有著非常大的裁量權（＝決定權），例如可以更換患者的手術順位。這就是在「那位患者給了錢，所以早點幫他手術吧」的情況下，因患者給予金錢而做出的改變，是很荒唐的事。

我相信沒有那樣的醫師。但是醫師也是人。若是給了醫師錢，或是患者與醫院有權有勢的人（院長）是朋友時，就未必總能做出公平的判斷。這一點對我自己來說也是一樣的。因為收受了患者的金錢，所以多少會有些動搖。我是這麼分析的，所以堅決不收受任何物品。

收受飲酒會會費的醫院

關於收受患者金錢一事，醫師們的感受如何呢？

我和幾名醫師針對這個問題做了討論。在頗為知名的醫師中，也有人直截了當的說：「收下不就好了」。此外也有醫師說：「患者給的謝禮也成了重要收入的一部分」。收受的金額似乎從幾萬塊到幾十萬都有。我曾聽過，有許多VIP患者的某家知名醫院，會在飲酒會開始前去許多單人病房「巡房」，獲取金錢，做為資金。

另一方面，也有醫師說，「給醫師錢感覺很失禮」。日本有30萬名以上的醫師，所以看待此事的態度也各有不同。

現在，給予醫師謝禮金的行為似乎是很理所當然的。

就我個人的真心話來說，也不是不懂患者或家屬的心情，但是我們不能抱持著「因為收了錢，所以稍微對患者好些」這樣的目的來收受金錢。若是想表達感謝的心情，我認為可以捐款給醫院或是寫信就好。收到患者的信對醫師來說是最開心的。

連醫師都不想給他們看診的四種醫師

那麼接下來要談一下「那種醫師就醫師來看也很討厭」的話題。我是懷著「一回過神，我或許也會變成那樣，要小心」這類強烈自我警惕而寫的。

不聽人說話的醫師，打斷人說話的醫師

醫師與患者間是什麼樣的關係呢？我腦中的印象是攜手合作，對抗「疾病」（敵人），也就是像戰友那樣的關係。若是這樣，就應該是面對同一敵人，互相攜手演練作戰。

可是很遺憾，事實是，醫師中甚至也有人不聽患者說話，或是立刻打斷患者說話的。不聽隊友說話要怎麼打仗？

雖然有點難以啟齒，但所謂醫療是「個別化」非常高的領域。「個別化」換句話來說就是若有十名患者，就有十種治療方針。既有人不論多辛苦都要活下去，努力接受痛苦的治療，也有人與其忍受疼痛和不適，寧可縮短生命，放

棄一切治療。我們醫師除了要知道有科學根據的方法，還有個使命是無論如何都要幫助患者做他想做的事、讓患者想活下去。

今後的時代，這個「個別化」應該會更為明顯吧。在配合每個不同患者進行治療的意義上，可以被稱之為「精準醫學」。

眼前的患者期望怎麼樣的生存方式呢？在絕不能說是十分充足的時間內，醫師一定要有所把握，而面對面談話就是知道這點唯一的方法。在這意義上，我認為，不聽患者說話的醫師是沒有好好面對患者的醫師。身為醫師的我也知道醫師缺乏充足的時間，但我仍想死守「傾聽患者說話的態度」。

白袍滿是皺褶的醫師

有些醫師以忙碌為藉口，穿著滿是皺褶髒汙的白袍。我若是碰到了實習醫師等年輕醫師是這樣的裝扮，一定會提醒他們。

「患者是為了接受一生一次極為重要的手術而來醫院，對家屬來說也是重要之人攸關性命的一大事件。你若是穿著髒汙的白袍而來，人家會怎麼想？會想把命交到你手上嗎？」

這句話是以前一位任職於都立駒込醫院的外科醫師所說。我也深感同意。

除了是符合禮儀，我還認為，對醫師來說，白袍就是「戰鬥服」。我認為，脫下白袍的醫師，也就是下班的醫師或許可以邋遢、喝酒，但穿上戰鬥服的瞬間，就一定要變成「超人」。要除去自我，包容患者所有悲哀、痛苦而工作。唯一的報酬就是患者們健康歸去，為他們的幸福做出貢獻。雖然是有點耍帥的心理，但我是真心如此想，自己也想一直這樣做。

異常高壓對待護理師與年輕醫師的醫師

醫師這個職業尤其會不斷受到人們的感謝。一天中碰到有人低頭說「謝謝」的次數足足會超過20次（我實際算過）。

而醫師與護理師之間的關係，基本上是醫師給出指示，護理師依指示行動。原則上，沒有醫師的指示，護理師無法對患者進行相關治療。這是有法律規定的。

因為這樣，偶爾會有醫師誤以為自己是神，擺出不遜的態度。那種人在碰見上級醫師時也會突然態度一變，變得很奉承。年輕醫師在面對年長護理師時，一副了不起的模樣真的很討厭。就像是：「我說大嬸，妳今年幾歲了？」我可不想給那樣的醫師診療。因為我要是不奉承，他就會不高興。

不願說「不知道」的醫師

或許大家會覺得很意外，但我無法信任不願說「不知道」的醫師。接下來就來說一下原因。

醫學的世界因為全世界研究者們的研究每天都在進步中，無論如何都無法學盡所有知識。我雖會不斷學習自己專業的大腸癌相關最新知識，但對於離專業較遠的領域（例如眼科、耳鼻喉科、精神科），就只有學得國家考試中的知識。我是在12年前考的試。當時學的常識，現在也非常有可能已變得過時。

因為狀況如此，「醫師了解所有醫學知識」這點是很明確的錯誤。現今，醫學在進步、細分化，我們所要追求的，比起知道一切，更需要擁有在碰到不懂事物時，調查、研究出正確答案的能力。有很多醫師都是假裝知道，然後偷偷在門診診間裡用手機查資料。正因如此，我才無法信任不願說「不知道」卻裝做知道的醫師。

第 2 章

醫師沒說的藥物．手術真相

對於患者「想減藥」這件事，醫師怎麼想？

「為什麼我的藥這麼多？」

或許才60幾歲的年輕人（就外科醫師的感覺是這樣）沒什麼實際的感受，但我想70、80幾歲的人應該多有這種感覺。

我雖是外科醫師，但也曾在內科門診打過工，並擔任過內科與精神科醫院的院長。從這些經驗中我得知，有很多人到了80幾歲後都會吃許多藥。不少患者都是一天吃12種藥，合計共20幾顆等。這麼一來，似乎只要吃藥就飽了。

本章的主題就是難以直接詢問醫師的「藥物與手術」。這是和各位健康有直接關連的主題，我當然會說真心話。

沒有指揮者的管弦樂團

那麼，為什麼藥會這麼多呢？

很遺憾的，藥的種類之所以那麼多，其實問題是出在醫師身上。人一到80歲就容易生病，而且很多都不是只有一、兩種病。例如有胃潰瘍、便祕、失眠、腰痛、花粉症……之類。

此時，醫師會對所有疾病開藥。誠如各位所知道的，醫師分有各「科」，有內科、外科、骨科、耳鼻喉科等。胃潰瘍、便祕、失眠屬內科；腰痛屬骨科，花粉症屬耳鼻喉科，於是就會出現各自開藥的情況。胃潰瘍是一天4顆、便祕是一天6顆、失眠是2顆、腰痛是3顆、花粉症是2顆，還有眼藥水、鼻噴劑。就成了17顆藥加眼藥水、鼻噴劑，而且若「過去有狹心症病史」，藥的數量還會增加。

醫師本來就是只開自己專業領域的藥。雖然患者會將「藥物手冊*」給醫師看，但醫師開藥時大多只會檢查有無重複，不會注意藥物數量。

也就是說，沒有考量整體平衡的領導者。這就像沒有指揮者的管弦樂團般，不可能有好的演出。因為不斷重複「出現症狀→對症開藥」結果患者就陷入要吃超過10種藥物的窘境。

可是近年來，醫學界對這狀況也出現了反省的聲浪。

---

*註：日本醫療中用來記載用藥記錄的手冊。台灣不使用手冊，但醫師可透過「健保醫療雲端系統」查詢。

醫界稱開過多藥物給高齡者的情況為「多重用藥」，希望能減少不需要的藥物。

我在擔任內科．精神科醫院院長時，也曾這麼做。

要說是怎麼做的，首先從政府規定以及幾本教科書中列出應節制開給高齡患者的藥劑（STOP）以及建議可開立的藥劑（START）。接著一一檢查60名內科患者的病歷，思考著「這個藥不需要」「試著拿掉這個，觀察一下情況」來減藥。結果我們約減少了整體約三成的藥。減少或是不用的藥有「胃藥」「利尿劑」（排尿以消水腫的藥）「止痛藥」「安眠藥」。減藥後我們謹慎診察了患者是否有出現不良反應，但並沒有患者的症狀出現惡化。

就算開很多藥，醫院也賺不了錢

患者本身雖然「想減藥」，卻難以對主治醫師開口。應該也是有這樣的現狀吧。

但是即便患者說了「想減藥」，醫師的臉色應該也不至於臭到哪裡去。因為對醫師來說，incentive（動機）依舊不變。對醫師來說，所謂的incentive就是「收入」，以及念茲在茲的「讓患者好起來」。首先我們來從收入面考量吧。

為避免遞減・數額減少所做的應對

（僅限於有患者的醫療）（n = 1526）

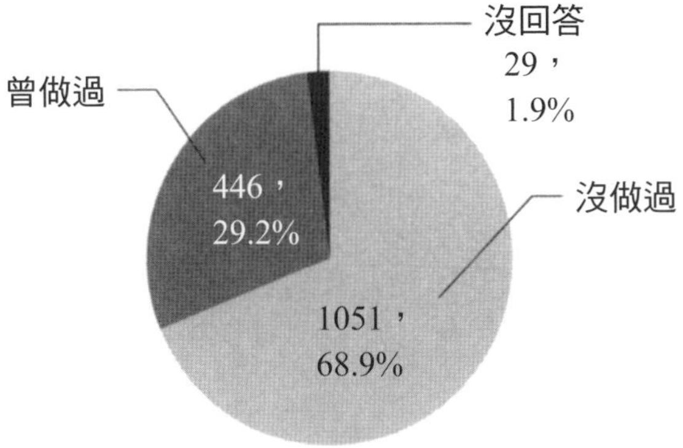

關於投予超過7種內服藥造成遞減・數額減少的全國調查

【概要・訂正版】2013年11月25日全國保險醫療團體聯合會

大家經常會搞錯，以為開出多藥的處方，醫師的收入就會增加。但其實反而是開出多種藥物處方，醫院的收入就會減少。具體來說，若開出7種藥物以上的處方，藥費會降低成13分（42分↓29分），處方箋的費用會降低成28分（68分↓40分）。若用1分＝10日幣來換算，就是130日幣、280日幣的低價。

這個措施是厚生勞動省所施行，用以抑制醫師開藥。因此若單從收入及醫院經營這點來看，對醫師來說，開藥種類少於7種反而比較開心。

可是，就算如此，也不會有很多醫師想著「為了營收而減少患者藥物」。

全國保險醫療團體聯合會進行了一項問卷調查，對象是以醫院以及診所的醫師為主。其中有一個問題是：「對於認為需要給予7種以上內服藥的患者，為避免藥費遞減或處方費．處方箋費用減少，是否曾做出什麼應對措施？」對此，有1051個醫療機關（68．9％）回答「不曾」，有407間醫療機關（29．2％）回答「有做過」。

也就是說，約有7成的醫師認為：「雖從營收這點來看很不利，但因為患者需要，所以還是會開藥。」剩下的3成也會為了患者著想而想方設法，像是「請患者改天再來看一次病」「建議患者去別家醫院看病」等。

想減藥的時候該怎麼做？

儘管只開立必要數量的藥物，若患者還是說：「我想減藥」時該怎麼辦？

我想醫師大概會非常煩惱吧。

若真有需要，即便會讓醫院經營變赤字也要開藥。但是患著似乎因為藥太多而覺得痛苦。而且若醫院倒閉了，不僅對地區居民來說不方便，自己也會失業。我似乎能聽到這些糾葛的心聲了。不斷煩惱後，我想總體來說，應該會傾向於減少開藥。容我再重複一遍，對醫師來說，最大的動機、鼓勵，就是「患者康復」。即便減藥，若患者健康狀況不變，吃藥變輕鬆了，對醫師來說也是值得高興的一件事。

我稍微補充說明一下。醫師的工作幾乎全都被厚生勞動省所規範限制。在收入面，對這項疾病若做了某個檢查可以獲得幾分（1分＝10日幣），做了某個治療得幾分，開了某個處方又會得幾分，在這些情況下，一切都被詳細規定著。因為過於細節，我們醫師也未能掌握全貌，詳細狀況要去詢問醫院裡有「醫療事務」這種民間證照的人。

醫療界全體發展的方向也全都由厚生勞動省決定，所以醫療又被稱為「規範產業」。不論是醫師還是醫院，基本結構都是遵循著厚生勞動省的指示。

誠如前述，厚生勞動省對醫師會採取措施以抑制開立過多藥物的處方。厚生勞動省所給出的信息是：「高齡社會的到來，藥的使用量增加太多了，因此我們不會付錢給開出太多藥的醫師。往後請在現場好好思考、努力。」對此，應該會出現一幅構圖：現場的醫師低頭沉思不已。這樣的構圖不僅是在藥物問題上，在各種醫療場面中也經常可以見到。

藥物手冊對多重用藥無效

應該有人會認為：「只要使用藥物手冊就可以了吧？」

可是，依現狀來看，藥物手冊還無法成為解決辦法。使用藥物手冊的目的本來是為了讓患者在拿到多家醫院開的藥時，不會拿到重複的。但也只是讓醫師瞄一眼，然後注意不要開出有相同效果的藥而已。

不太有醫師會考慮到：「嗯，已經有其他醫院開給這位患者6種藥了。因為會多重用藥，我們這裡開立的處方就少一點好了。」

那麼該怎麼做比較好呢？很遺憾，現在有效的方法只有一種，亦即由患者本人或家屬詢問醫師：「藥物的種類很多，似乎會有多重用藥的問題，我（我的家屬）沒問題嗎？」

我們不清楚厚生勞動省的規範在減少藥量上有多大的效果。

但在醫療界，「多重用藥」的問題是一大話題。

因此我想，此後應該會花時間逐步解決吧。雖然沒能幫上什麼忙，但這就是我的真心話。

「吃了解熱劑就更難痊癒」是真的嗎？

關於患者「想減藥」的意見，我們已經談過了多重用藥的現狀。在這層心理的背後，大家是否質疑：「那藥真的有需要嗎？」但是就算直接詢問醫師，會說出真心話的人也不多。在此，對於許多人都知道的「某種藥」的效果，我想陳述一下身為一名醫師的見解。

感冒去醫院時，有很高的機率會被開的一種藥是Loxonin。

現在有用各種名稱販賣，例如有很多氯索洛芬這類之後開發的藥，本來名稱都是Loxonin，現在藥局也能買到，你是否也有聽過呢？約在20年前，或許只有醫師與護理師才知道，開始販售後，瞬間就變有名起來。

１９８６年開始販售後約30年間，Loxonin是很有效的鎮痛（止痛）劑，醫師很常開立，基本上對很多疼痛都有效，幾乎所有科別的醫師都會使用。在厚生勞動省的報告書中寫著，一年間推測的使用患者數（累計數）約有４５００萬人～４９００萬人。

另一方面也有一說是，一吃了Loxonin這種藥，感冒就難以痊癒。因此我將在此簡單解說藥物的機制。

「消炎」的意義是？

誠如我們在第1章就說過的，感冒是喉嚨裡的病毒這類不好的微生物所導致，所以會引起「大騷動」（醫學上來說就是「發炎」），喉嚨會痛，也會流鼻水。

這個大騷動不只是病毒在騷動，還有自己體內稱為發炎細胞的細胞為了殺死病毒而引起的騷動。病毒是外敵，為了不讓病毒侵入到大腦等身體中樞部位，所以會盡早在當下殺死病毒。這個大騷動就會引起喉嚨腫痛、聲音沙啞、鼻水流不停。

因為不好理解，所以我們可以將人體比喻成是大樓。感冒的病毒是攻擊大樓的敵人。大樓一樓的接待處有3名敵人在大鬧。接待員聯絡了警衛，結果竟來了20名警衛。為了擺平敵人，警衛使用槍及催淚瓦斯攻擊，最後甚至向敵人扔手榴彈，大鬧了一場。大樓因為手榴彈爆炸，窗戶都被炸飛，漂亮的接待處變得殘破不堪。瀰漫的煙塵歸於平靜時，發現了倒下的3名敵人。警衛說：

「任務結束。」就離開了。這也做得太超過了吧……

感冒就像這種感覺。「警衛」是殺死病毒的發炎細胞，因為引起了大騷動，一樓的接待處就變得殘破不堪。「一樓的接待處」就是人的喉嚨、鼻子。雖然這的確可以避免敵人入侵、殺死社長，但也未免做得太過了。大家都會這麼覺得吧。

在這時候，Loxonin就能抑制警衛的過度攻擊。

Loxonin是「消炎鎮痛劑」一類的藥。消炎的意思就是「消除炎症」。發炎等於警衛大暴動，這種藥就肩負了抑制這情況的任務。若壓抑住了警衛的大鬧，大樓接待處就不會變得殘破不堪。如果順利，或許還能什麼都沒破壞到地抓到敵人。

不吃比較好嗎？

在此會出現一個疑問。

那就是：「真的可以用Loxonin來抑制發炎嗎？」若用Loxonin來抑制引起發炎的警衛，病毒不會死，感冒的症狀不就會惡化了嗎？就理論上來說，這是最根本的問題。

其實對此並沒有明確的答案。

Loxonin是對症治療（不是除去病因的根本治療，而是抑制出現的難受症狀）的藥。不僅是感冒，這種藥也經常用來做受傷或手術後的止痛。

根據某項研究所得出的結果，Loxonin雖能緩和感冒症狀，卻也有可能延緩治癒時間。合併與之相似的9個研究來探討，結果是，頂多能稍微減輕因感冒導致的不舒服感。雖然不能拿這些說法推論出明確的結論，但至少可以說：

・使用Loxonin不能儘早治癒感冒

・但是可以減輕痛苦的症狀

那麼，在實際醫療現場的情況又如何呢？

醫師診療了感冒患者後會說：「請好好休息」。因為休息最重要，所以不得不這麼說，但另一方面，也有很多人無論如何都無法請假不工作。針對這些人，醫師就會開出能稍微抑制症狀的Loxonin。

止痛藥的副作用

最後，我想告訴大家Loxonin的危險性。有人因為嚴重的生理痛或頭痛，一天會吃上5、6顆。

但是患者請不要依自身判斷服用過多藥物，因為有不少人會因為副作用而導致胃潰瘍或胃不舒服。在藥局以及網購都可以買到Loxonin，但基本上還是交由醫師開立處方比較安全。若是醫師，大家應該都會知道那種藥時不時會出現重大的副作用。

同時我也想告訴藥廠一件事，不好意思，今後Loxonin的市場極有可能會縮小。因為撲熱息痛（Acetaminophen）的用量上限提高了，而且驚人的高齡社會也已到來。含有Loxonin的NSAIDs所導致的副作用逐漸顯現出來，醫師間也開始盡量避免使用NSAIDs。就我來說，我在等待一種鎮痛劑，副作用少，可以安心開給高齡人士，而且能讓人「感覺良好」的藥（也許這種藥早就有在研究了）。

可以相信知情同意嗎？

我是外科醫師。外科醫師的主要業務是「手術」，這是其他科醫師無法做到的，所以對外科醫師來說是非常重要的工作。但是，我的工作時間約有20％是花在對患者及其家屬進行「說明」。就我們外科醫師的感覺來說，是花了頗長時間在說明病況與手術。

即便如此，偶爾也會出現「患者完全搞不懂」的情況。年輕時，我會想著「為什麼這麼簡單的一件事卻搞不懂呢？」認為是患者的問題。現在想來，還真是傲慢啊。

對於「簡化醫學用語，說得能讓患者聽懂」這點，醫療界也正著手進行中。有一句話用來表示醫師與患者間溝通情況極具代表性，那就是「Informed consent」（知情同意）。你是否曾聽過這句話呢？用中文來說就是「說明與同意」，這翻譯真無趣。我稍微說明一下，這在美國，本來是指作為個人主義高漲的一環，以保障患者權利的意思。這是以「尊重個人」與「個人自我決定權」為基礎，於１９８１年的世界醫學協會公開發布作為里斯本宣言。

站在醫師的角度，若將「說明與同意」說得簡單些，會變成怎樣？依不同醫師會有若干差異，但我的解釋如下：

「醫師向患者說明病況以及治療行為。唯有獲得患者認可、同意後才進行治療。」

若你有住過院，或許有經驗過，聽醫師詳細說明病況並簽署同意書後才開始治療。這就是現今醫院現場的知情同意。但我對這知情同意極為不滿。以下，我將說明原因。

知情同意的理想與現實

我幾乎每天都會做知情同意。我的業務程序是，說明手術、獲取同意書簽名、進行手術。其中我一直有個疑問，那就是：

「眼前的患者對我的說明到底有多了解？」

醫療業界是專業術語很多的世界，就算想簡化專業術語來說明，若沒有先備知識，就很難理解。

例如我們可以想像一下煮義大利麵的情況。對料理過的人說：「將水倒入鍋中煮沸，從袋中取出義大利麵放入。注意不要溢出來，煮12分鐘後再放上笊離（麵勺）」只要這麼說，他們就能立刻想像，煮出義大利麵。

但若是沒料理過的人，即便對他們做出同樣的說明，他們也會有疑問，像是：「要放多少義大利麵？」「要怎麼注意會不會溢出？」而且對沒吃過義大利麵的人來說，他們也會搞不懂一堆事，例如「要不要從袋子裡拿出來？拿出來後要洗嗎？」「鍋子要多大？水要放多少？」「放上笊離是什麼意思？還有放在下面的嗎？」

手術的說明也可以說同於如此。

例如大家可以想像一下關於大腸癌手術的說明。首先是我與外科醫師同事的對話。

「用腹腔鏡開乙狀結腸。五個端口（作為內視鏡及手術機械入口的裝置），在肚臍旁切開。廓清（清除）IMA根部，吻合正常，零出血。」

若同是外科醫師，光這樣站著閒談就能理解9成的手術內容。

但若想將這些事告訴其他科醫師，情況會變得如何呢？同樣是外科係的還行，但對於內科或皮膚科的醫師就需要詳細一點的說明。例如：

「放入5個端口，取出腫瘤時在肚臍處切開4cm左右。於根部切開下腸繫膜動脈並將周邊全部取出，以廓清淋巴結。腸與腸之間的吻合方法是使用機器做機能性的細微吻合。」

即便如此，我想應該也很難懂。不論是「端口」還是「廓清」都不知道是什麼吧。

那麼要將這些事告知患者時，該怎麼說呢？

「首先，人的肚子裡有條腸子叫大腸。（在紙上畫出來）就像這樣在肚子裡，主要的功用是吸收水分。」

像這樣先介紹大腸。然後告知發生大腸癌的地方以及手術的必要性：

「你的病是大腸癌，在這張畫的這裡生了病。這會侵犯到大腸壁，所以必需以手術切除。」

接下來則是說明手術的具體情況。在大腸癌手術前，我通常會花1小時說明。其中會從人體的構造談到術後復原、生存機率等。

我問了身旁的外科醫師，平均的說明時間雖是1小時，似乎稍微長了些。

但老實說，我覺得這樣的時間完全不夠。可是若還要做其他業務，這就是極限了。

不僅是為了避免訴訟

先前我提出了「我對知情同意極為不滿」其中一個不滿的點是「用來說明的時間不夠」。外科醫師因為醫療處理及手術而非常忙碌，難以有足夠的時間向患者說明。

因此我想了些解決辦法。

可不可以說得快一點……可是這樣高齡患者聽不清楚。如果集中多名要動同一手術的人一起來說明……但這樣無法保護隱私，而且就保護個人資訊的觀點來看也是一大問題。

我煩惱許久之後，現在所想到的是製作說明用的動畫影片。若是影片就能給大家看，實際上是做怎樣的手術？會造成什麼樣的傷口？不懂的地方還可以重複觀看，而且可以帶回家，所以連同無法一起聽說明的家屬也能一起看。

而且這方法對我們醫師來說也很有好處。首先，能縮短說明所需要的時間。患者愈深入理解，術後復原也有可能愈好，雖不能說是什麼好事，但若發生了術後併發症時也能大致理解。

知情同意在近年來失去了其真正的意義，反而有批判說只是為了「逃避訴訟」。老實說這是連我聽起來也覺得很刺耳的指謫。的確，醫療訴訟是醫師最恐懼的一件事。我雖還沒被真正的告過，但身旁有好幾名醫師都有經驗。

在訴訟中經常能見到的就是「違反說明義務」。這追究的責任不在於治療不好，而是說明不夠充分。若只是遞出一張印刷好的紙張，是無法當作說明的。也有判例是，即便是未確立的治療，只要患者強烈要求，醫師又有類似經驗時，「忘了說明」其重要之處，也算違反說明義務。

為了避免不必要的爭訟，就一定要遵行知情同意。另一方面，我問自己，我的說明是否有淪於是為了避免訴訟而說呢？

被「告知」罹癌時應該要問的三個問題

我的專業是大腸癌，所以告知患者罹癌是很日常的事。

這時候，幾乎所有患者的大腦都變得一片空白，無法思考。就算我詳細說明病況，患者經常都聽不進去。我非常在意這點，所以會寫在紙上說明，視情況，隔週還會再重覆一次。

被告知罹癌時，恐怕是承受人生最大衝擊的時候。我非常理解患者一頭霧水的情況。但是醫師必須得決定檢查與治療的時間表，因此我統整了幾個問題，若被告知罹癌時，不論腦筋有多空白，都應該要問這些問題。至少最低限度也要問以下三個問題。

1. **醫師治療這種癌症很有經驗嗎？（一年治療幾個人？）**

這個問題是在問你的主治醫師，對這個癌症有多了解。或許大家會覺得：「咦？醫師不是應該什麼都很清楚嗎？」但實際上沒有這回事。以下讓我來說明一下。

許多醫師都各有「專業」。例如我的專業是在消化器官外科的大腸這個臟器上，尤其是治療大腸癌。同時我擅長只打開小傷口來進行的手術——腹腔鏡手術，以及若癌症惡化，不得不切除其他臟器時所進行的手術——擴大切除手術。相反地則可以說，我不擅長消外器官外科的其他領域，像是肝臟或腎臟的手術。雖不是說做不到，但水準不高，所以會和擅長該領域的外科醫師一起進行手術。

「作為一名醫師，會希望自己能把一切事情做到最好。」這是醫師的自尊。或許很少有醫師會表明自己不擅長的事。但是在這幾十年間，醫療進行了驚人的細分化。因此醫師一個人的知識以及技術中一定會有不平均。但大多會分成這2種類型。

a：平均擁有廣大領域的知識與技術，沒有突出之處的醫師。

b：在某領域擁有專業化的知識與技術，其他方面卻一竅不通的醫師。

在外科醫師中，日本有很多醫師都屬於「a」類型。

「今天是自己執刀大腸癌手術，明天則是擔任助手，幫忙乳癌與肺癌的手術。後天切除肝臟後要進行痔瘡手術，還有疝氣手術。」工作方式多如上述。

2013年癌症罹患率

	第一名	第二名	第三名	第四名	第五名
男性	胃	肺	大腸	前列腺	肝臟
女性	乳房	大腸	胃	肺	子宮

*依據國立癌症研究中心癌症資訊服務資料作成

b類型醫師的工作模式是：「這個禮拜的大腸癌手術有五台，下個禮拜有七台。」能夠在頗為狹窄的領域、只持續做相同臟器手術的模式，僅限於部分的「癌症中心」與被稱為「地區癌症診療聯合據點醫院」的大醫院。順帶一提，我現在的工作方式介於這兩者之間。

話題拉回來。如果你被告知罹癌，告知你這件事的醫師大多時候會直接成為你的主治醫師。所以請詢問該名主治醫師是否擅長治療該癌症吧。

大致目標範圍是，該醫師是否在一年內有參與治療過該種癌症病人超過20人。若有參與，我認為該醫師極有可能擁有專業性，且有汲取最新知識。不過這個數字沒有科學根據。

此外，各位要注意20人這個數字。若是罕見癌症，數字會更少。能符合20人這個數字的，是上表的癌症。這張表是以2013年罹患癌症率（10萬人口中有多少人罹患該種癌症），從多到少的順序排列出來。

一年20人的數字也會因地域不同而有差異。若本來就是人口少的地方，或許10人也可以。

這問題或許難以啟齒，但這是關乎你此後治療的重要事情，所以請務必要詢問。

此時，若你遇到光是提出問題就大發雷霆的醫師，就換一位吧。如前面所述，溝通能力也是作為現代醫師的能力之一。

若被問到「一年內治療過幾位這種癌症患者」，或許有的醫師會覺得不高興。但就算如此，只要想到之後要長期與這種會直接將不愉快心情發洩到患者身上的醫師來往，就會覺得還是敬而遠之吧。

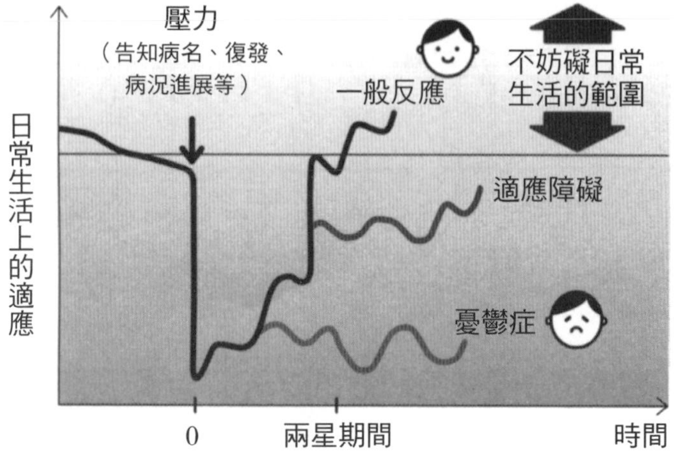

獲得國立癌症研究中心癌症資訊中心許可而做成

2. 預計如何進行檢查與治療？

這是在訂定日後行程表上重要的問題。

依據癌症發展狀況與你的症狀（疼痛與痛苦等），行程表會大為不同，所以首先請聽一下主治醫師的預想。

站在患者的立場當然是想盡早做檢查、開始治療。可是根據不同醫院，有時會需等待很長一段時間。即便是大醫院，若只有一台MRI（檢查機器），有可能要等上一個月才能做檢查。雖然門診就可以立刻做檢查，但若要住院，也可能因沒床位而無法住院。不同醫院的情況各異，所以請先問過主治醫師。

包含我在內的醫師，都很習慣自家醫院的行事方式。

例如大家可以想像一下被告知罹患大腸癌時的景況。

市立的A醫院情況是：「必須動手術。今天以這樣的進度做三個檢查，下週請來做大腸內視鏡、MRI。下下週的星期一住院，星期二動手術吧。」

此外在B癌症中心則是集中了這類患者。因此情況會是：「首先必須做CT、MR、大腸內視鏡檢查。預約已經滿了，請過一個月後再來檢查。之後會在外科醫師與內科醫師的聯合會議上提出檢查結果，安排手術日程。不好意思，因為手術也很多，所以要等兩個月。從現在算起，若能在三個月後動手術應該都能算是快的。」

哪一種比較好呢？在此也是對每位患者都不一樣的。

既有人覺得：「市立A醫院在家附近，方便前往。希望能儘早切除不好的東西。」另一方面，也有患者認為：「雖然討厭依序等待，但像是B癌症中心那樣能確實接受檢查，具有大腸癌專業的醫院比較令人安心。」

這是每個人的喜好，不能說哪一種比較好。然而，自己的喜好與接下來要去醫院的行事作風相同會比較好。這點是不會錯的。

3. 家屬能做些什麼？

突然被告知罹癌時，患者會承受激烈的衝擊。過於嚴重的情況是，也有些人會陷入憂鬱，無法回復。請參看前頁圖。

被告知罹癌後的幾個禮拜內，幾乎所人的精神狀態都會持續陷落痛苦中。這之間，很多患者會去探尋「能做些什麼事？」依據不同患者的狀況，採取行動各有不同，有人認為「胡蘿蔔能抗癌」就喝一堆胡蘿蔔汁，或是聽聞「有人喝了一瓶一萬日幣的水後，癌症就好了」而付出高價，嘗試民間療法。

「現在，家屬能做些什麼？」

我強烈建議詢問主治醫師這個問題。不只為了身體健康，對心理健康也很有助益。

醫師們的答案有各式各樣。會依據不同癌症、不同病況而有不同。

例如若是大腸癌患者，我會怎麼說呢？首先我會強烈建議有吸煙的人戒煙。視情況我會介紹戒煙門診。此外我還會建議：

・屬於癌症初期，已經排定了手術，有精神的人↓

「請照之前的步調生活。不論是飲食還是運動，都請照做。不過今後需要有體力應付手術，請注意不要讓體力降低。」

・癌症惡化中卻沒有症狀的人↓

「請照之前的步調生活。不過癌症可能會導致貧血或沒有營養，也有可能容易疲倦、走路不穩，所以請不要勉強自己。」

這只是其中一個例子，視患者情況也會有不同，所以詳細部分請詢問主治醫師。

其他對於因癌症而導致大腸腸道堵塞的人，我會告訴他們避免吃難以消化的食物。此外，針對高齡患者，告知每人的內容也會有些微的改變。就像這樣，詢問醫師「自己、家屬能做的事和注意事項」，我認為是非常有效的。

基於上述，我建議可以提出三個問題：

1. 醫師治療這個癌症很有經驗嗎？（一年治療幾個人？）
2. 預計如何進行檢查與治療？

3. 家屬能做些什麼？

或許有人會覺得：「這些問題難以啟齒。那樣不是很失禮嗎？」但是，癌症治療攸關性命，請務必要問清楚，不要客氣。

應該進行「民俗療法」嗎？

治療大腸癌時，曾有患者跟我說過：「我想進行〇〇療法」。〇〇其實有各種各樣，比如「免疫」「溫熱」、高價的「水」，或是「氣功」。這些治療法統稱為「替代療法」，其他還有營養或健康食品、維生素療法等。

這些治療法到底多有效呢？

當患者說：「想進行〇〇療法」，醫師又作何感想？我想告訴大家我的真心話。

首先我想說的是，事實上有許多患者都實際進行了某些替代療法。根據厚生勞動省癌症研究補助金所成立研究所進行的調查結果顯示：「3100名癌症患者中，有1382人（45％）曾利用一種以上的補充替代療法」。而且似乎「平均一個月會花費5萬7000日幣」。我初次聽聞這件事時，受到了頗大的衝擊。因為我沒怎麼聽過在門診碰到的患者提起：「我在進行替代療法。」

沒有科學根據是什麼意思？

替代療法的癌症治療和醫院的癌症治療有什麼不一樣呢？在醫院進行的治療有很多都「有科學根據」。「有科學根據」這句話不太好說明。

接下來我想來說明一下。

例如，A這個抗癌劑是從以前就經常使用在大腸癌患者身上，開發出新藥B時若沒有「B比A還好」這樣的證明就無法使用。所謂的證明就是稱為「臨床實驗」的研究。我們會召集1000名大腸癌患者，讓500人使用傳統用藥A，剩下的500人則使用新藥B，調查5年後有幾名患者生存下來，判斷哪一種藥比較好。要做了這類大規模的研究後，才會開始販賣新藥B。

實驗有很多人監視著，想販賣新藥的製藥公司很少能玩把戲的（以前曾有過在血壓藥的實驗上放水的「得安穩（DIOVAN）事件」）。

即便是手術的治療法，以前也曾用過卓越外科醫師所開發的方法，但在這十幾年也增加了經科學檢驗過的方法（例如胃癌手術的淋巴結清除範圍等）。

另一方面，替代療法幾乎是沒有這類科學性驗證的治療（其中也有經過證明的治療）。有很多替代療法是不斷累積經驗後才進行的。

為什麼名人會選擇替代療法呢？

關於「替代療法」，之前有位美國研究者提出了一份研究報告——以替代療法治療癌症，不會比醫院的標準治療更能延長生存。以下簡單介紹一下。

作為研究對象的是乳癌、大腸癌、前列腺癌、肺癌的患者。這之中，將「接受替代醫療的280人」與「接受醫院慣用標準治療的560人」5年後生存比例相比較，得出的結果是，接受慣用標準治療的人，生存率比較高。接受替代療法的人比接受傳統標準治療的人，死亡風險高達2．5倍。

令人吃驚的是，選擇替代醫療的人都是高學歷或經濟上優渥的人。

這麼一說，只要回想一下最近的報導就會發現，因癌症死亡的名人有很多都曾選用替代療法。應該有人還記得，有報導指出，川島直美小姐選擇「用黃金棒摩擦患部」這種令人難以置信的方法來治療癌症。

為什麼會這樣呢？

原因之一可以舉出「在醫院接受的治療，所有人付出的價錢都一樣」這點。要接受好的服務就要付出高額代價——這雖是理所當然，但若只限於在日本國內醫院接受治療，卻不適用。在日本，所謂「標準治療」這說法，就是在全日本所有醫院中接受的治療，幾乎都一樣。不論是有錢人還是領取生活保護、付不出醫療費用的人都一樣。負擔的額度會因應收入而多少有些不同，但治療內容不會有變。

「只要出錢，就一定能獲得更好的治療效果。」

這一點是有可能被誤判的。

會這麼想的人或許就會選擇高額的癌症替代療法。但是誠如前述，醫療基本上是規範產業。全部的診斷、檢查、手術，都有規定好金額，不論是多熟練的醫師還是實習第一年的醫師都一樣，不論是鄉下還是都會都一樣。加入的障礙很高，不可能隨意設定價格，更何況也有法律嚴格規範醫療機關的廣告。

想接受「替代療法」時，請告訴醫師

那麼當患者告知「我想接受替代療法」，醫師又是怎麼想的呢？以下將參雜我各人意見，以及訪問過相識醫師的內容來談一下這問題。

包含我在內，許多醫師都認為：「因為不確定是否對癌症有效，所以無可奉告。」有很多替代療法的效果未經檢證，所以正確來說是：「不清楚效果，

醫師關於補充替代療法的認知

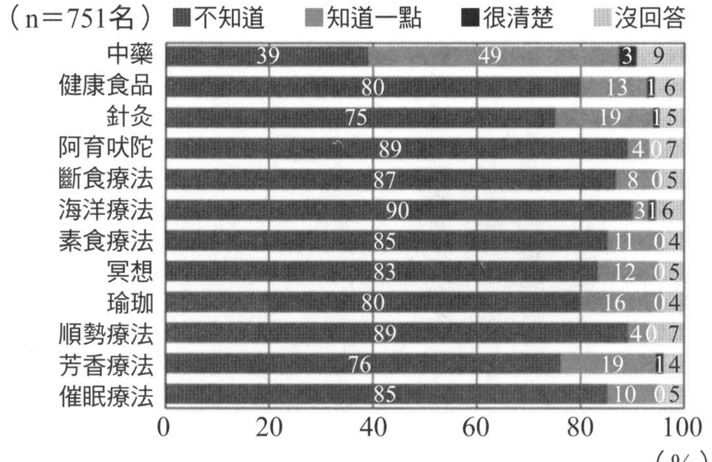

*引用自癌症補充替代療法（CAM）診療入門

所以無法說有效沒效。」因此就是從先前引用的研究成果以及到目前為止的醫學常識，而懷疑著「是不是沒有效呢……」這樣的程度。而且很多醫師甚至不知道那個替代療法的名稱。上面圖表是調查751名專門治療癌症的醫師的結果。

看了這張圖表後，就能知道，幾乎所有醫師都回答「不知道」。我也是第一次聽到海洋療法、素食療法。看來醫師似乎也需要稍微學習一下替代療法。

因此我有件事想告訴癌症患者們。那就是，我希望你們能將正在進行替代療法的事告知醫師。從營養、保健食品到中藥、氣功等什麼都可以。希望你們跟醫師說的原因有兩者，一是「因為替代療法可能影響在醫院進行的治療」。還有另一點是，「因為可能需要購買高額商品，或遇上詐騙」。現狀是，幾乎所有患者都沒有告訴醫師自己有在進行替代療法。在先前調查中出現的結果是「正在進行補充替代療法的患者中，有61％沒有和主治醫師討論」。

一談起這件事，就有人會說：「和主治醫師說這種事不會被罵嗎？」

現今時代已經不同了。醫師早已不會對患者生氣、罵人。對醫師來說，最大的鼓勵就是患者康復，所以醫師會想掌握患者的健康資訊。因此請務必告知醫師。

想告訴所有醫師

我也有件訊息想告知所有與診療癌症相關患者的醫師。那就是希望大家能試著問患者「是否有在吃營養食品？」因為在替代療法中可能藏有讓人意想不到的副作用。

關於問的時間點，最好是在初診時。若是復發或惡化時，也請再問一次。重要的是，千萬不可「不問緣由就加以否定」。接受治療的是患者，決定治療方法的也是患者本人，不是指導方針也不是醫師。我會跟患者這麼說：

「並沒有證據顯示，營養食品等替代療法在治療癌症上有什麼效果，但也沒有因此禁止，不過請不要使用過於高價的物品。」

最後，我並非站在全盤否定替代醫療的立場。我既會頻繁地開立中藥*，也曾因親自體驗過針灸而實際感受到成效。而且視情況而定，我也知道有些例子是，除了治療效果，還獲得了額外的價值。

*註：日本的西醫中西醫兼學，開藥時也可同時開西藥與中藥。

醫師怎麼看待「剩下三個月壽命卻奇蹟存活」？

「治癒只剩三個月可活的癌症！奇蹟飲食法」

去到書店，經常可見健康書專區。在那之中，有一小塊地方就放有這類標題的書。上網檢索，會出現類似「用這招完全治癒癌症！」「抗癌劑會增加癌細胞」這樣的網頁。應該有不少人在電視上看過「從癌症中奇蹟生還」的節目。

從癌症奇蹟生還。

醫療現場的醫師是怎麼看待這件事的呢？

我盡可能不想提到這話題，因為或許會讓人覺得「醫師都很冷酷」，而且或許會奪去了現今正和疾病戰鬥中患者的希望。但是誠如本書「真心話」的概念，我想寫出自己的想法。

我是癌症專家，所以會碰上許多癌症患者，其中也有人經歷過連醫師都不可置信的神奇經驗。醫師碰上這些患者時會想兩件事。

1. 冠軍案例

這是日本醫師們經常會用的一句形容。意思是「在眾多患者中，極為罕見、治療非常順利的人」。患者獲得了「如冠軍般」的好結果，所以稱為冠軍案例。這稱呼法實在讓人感到有些抗拒。

在學會上發表有患者治療成果很好、很順利時，曾有人插話說：「不，醫師，因為那是冠軍案例。」

這句話中，含有「那位患者只是湊巧很順利，不是所有患者都能同樣順利」的意思。嗯……實情真是如此嗎？

現在的治病法，其實是因許多先人的犧牲才得以開發出來。要說是成立在無數屍體之上也不為過。

許多治療法都是被慎重開發出來的。

假設有人罹患大腸癌時，我看到一則廣告寫著：「只要喝了我開發的『中山茶』就能治好大腸癌」。於是我私底下偷偷給負責的患者喝中山茶，結果其中有一人居然治好了「末期癌症」。因此我以這結果打出「只要喝中山茶就能治好癌症！」的招牌販賣。但實際上，中山茶真有效嗎？

很遺憾，這個宣傳明顯是誤導人的。

若喝了中山茶的999人沒有治好癌症，只有1人治好了，這情況該怎麼說？你是否會認為，即便如此，中山茶還是對大腸癌有效，所以試著喝看看吧？恐怕幾乎所有人都會說NO。大家會覺得「一千人中就只有一個人治好了嘛！很可疑啊」。

新的癌症治療藥要證明其「對癌症有效」需花上10年以上的時間。首先要調查成分，徹查中山茶中的「什麼成分」對癌細胞有作用。還要經過動物實驗，確認效果。接著，要以患者做小規模的研究，確定安全後，再移至千人規模大小的研究。在此與之前的治療相比，得知效果較好之後才會認可「可以將中山茶使用在大腸癌患者身上」。

治療順利的患者占多少百分比呢？只要一思考這問題，很遺憾的，就不禁令人慨嘆「不過是冠軍案例」啊。

2. 誤診

還有一個疑問是：「確定罹癌了嗎？」這部分就簡單多了。本來就有可能不是癌症，而是誤診了。

順帶一提，在醫學論文中，雖然少，但仍有報告指出癌症自然消滅了。在那分論文中報告了十二指腸癌自然消滅了，但在2012年的時候，過去還沒有與此相同的報告。此外，依據日本國外的論文指出，沒有進行特別治療，癌症卻自然消滅了的患者中，從6萬到10萬人中據說只有1人左右，非常罕見。

執刀手術前，醫師都如何準備？

說起癌症手術，對患者來說，是人生中一次重大挑戰。那麼外科醫師在進行癌症手術前都會做什麼準備呢？醫師是和患者一起對抗疾病的戰友，他們是以什麼樣的心情在面對手術呢？我認為，了解這點對患者是有益的。我將在此寫下外科醫師的真心話。

我試著想了一下我自己的情況。我進行手術時幾乎不會特別緊張，對於專攻癌症手術的醫師來說，手術是很平常的。一個星期會執刀好幾台類似的手術，而且之前也執刀過好幾百台手術，所以心境上不會有什麼大幅度的變化。

畫過好幾次模擬圖

我一這麼說，似乎就能聽到有人說：「能再認真點嗎？說什麼不會特別緊張，都切開別人的身體了，這不是很過分嗎？」

因為這樣，就讓我來說一下不會緊張的原因吧。

每當檢查結果一一出爐，外科醫師就會進行手術模擬，而且會在病歷表上統整成「術前摘要」的形式。此外，若是我的醫院，還會開兩次會。一次是只有大腸癌專門的外科醫師小組會議，大家一起看CT以及內視鏡檢查的影像，共享資訊，討論要進行什麼樣的手術。第二次則是在大腸癌以外的專門外科醫師以及內科醫師、放射科醫師等多職種醫師的會議上做發表，相互討論，演練手術內容與治療方式。因此，進入手術室時，針對該位患者的狀況，我們已經演練過兩次，看過約十次的影像了。

那麼，進行和平常不同的手術時又如何呢？

在進行不同以往的手術前，我們會做更細緻的模擬。外科醫師中也有人會實際畫出血管、腸子，做「這裡要像這樣切開血管……」的模擬。

我擔任醫師的前5年，幾乎會將所有手術都畫在素描簿上。至今，血管走向若與一般不同時，我也一定會畫下來，然後帶進手術室，貼起來。

手術中放古典樂的效果

接著來繼續說說手術中的事吧。外科醫師在手術中到底都處在怎樣的精神狀態下、想些什麼呢？

「在手術中做出最棒的演出。」

我的腦中只有這個想法，這應該是所有外科醫師都會同意的吧。該如何完全展露自己的技術呢？若說得要帥些，或許就像是運動員或音樂家正式上場的感覺。

要在手術中做出最棒的演出，就要避免緊張得打顫、身體僵硬，否則將很難處理大出血等緊急狀況。

進行困難的手術時，最好是處在放鬆狀態中，帶著輕微的興奮感。因為在這種狀態下能表演得最好。「放鬆」一方面可以讓精神上有餘裕，另一方面，「輕微興奮」則能提高專注力。

因此，為了放鬆，手術中會放音樂。既會放自己喜歡的音樂，也會委託手術室護理師做決定。單是這樣，就能讓年輕醫師、遞工具給外科醫師的護理師、設定機器的臨床工學技師放輕鬆。手術室的氣氛會瞬間緩和，也會減少因緊張而導致的失誤（不過偶爾，負責麻醉的麻醉科醫師會喝叱「吵死了」，所以我們也會留意這點）。

以下來點閒談，以前我曾去韓國首爾最高級的醫院考察，那家醫院的年輕帥哥外科教授說，他一定會放古典鋼琴曲。某大學附屬醫院的醫師說過：「我會花整整兩個月時間，把喇叭接在每隔兩個月就會來一次的實習醫師智慧型手機上做播放。這麼一來就能知道實習醫師喜歡什麼樣的音樂，也能鬆緩實習醫師的緊張。而且我們大叔級外科醫師也能了解最新流行的音樂。」原來也有這種方法啊。

局部麻醉時播出的尷尬曲子

不只音樂，我在手術中也會說很多話。會跟年輕醫師解說手術，或是說說今早的新聞話題，以及下次要在學會上提出什麼論文等，什麼都說。我認識的外科醫師中，約有8成會在手術中閒聊。閒聊也是個能讓人放鬆、持續專注力的訣竅。當然，若碰到手術的「難關」，很多時候大家都是默默無言的。

有從國外來的年輕實習醫師時，我會一邊用英文解說日本的手術，一邊執刀。說英文雖很辛苦，但只要記住曾說過的話，對話的形式就會固定下來，所以還算輕鬆。

上述都是患者進行全身麻醉睡著時的情形。

手術中也有一種狀況是進行局部麻醉，只麻醉要進行手術的部分，患者不會睡著。

這時候我們會放能讓患者放輕鬆的音樂。手術前我們會詢問患者喜歡的音樂並播放。若是高齡患者，就播放能沉靜心情的古典樂；年輕人就播放安靜點的流行樂。

關於這次手術中的音樂，有個讓人哭笑不得的故事，直到現在我都還記得。

某次在進行某場局部手術的時候，護理師放了她帶來的古典樂ＣＤ。那是一首一首的短樂曲，所以會有許多曲子，包括《田園》《月光》《來自新世界》……

「是名曲集合啊。」

我這麼想時，接下來播放的卻是「鏘鏘鏘鏘」——是貝多芬《第五交響曲》的第一樂章。

不行，這下可糟了……雖然是名曲，但這首曲子給人的印象……

焦急的我立刻看向護理師。「請更換曲子！」護理師慌慌張張地換了曲子。之後這張ＣＤ就被束之高閣。

第 3 章

醫院的真心話

——患者的情況‧醫師的情況

為什麼門診看病要等這麼久？

在這一章，我想來寫一下在醫院中的工作者怎麼看待醫院的，或許其中有人對醫院的印象不太好。不論是好是壞，醫院都是特殊的場所。雖然沒有銷售部門，卻有患者在排隊，而且等待的時間向來都不短。本章中將從在醫院工作的醫師立場解說某些機制，像是24小時都不休息、直到現在還使用類似於「介紹信」的通行證等。

只要知道這些，大家對醫院的認知應該會大為改觀。我也同樣會像到目前為止一樣說出真心話。

幾年前，我陪著父親去了大醫院（不是什麼大病）看病。

從掛號到被醫師叫進診間就足足花了1小時。接受診療合併兩項檢查，前去繳費時，竟然已經在醫院待了3個小時。

我等得過於疲憊，於是跟父親說：「這也太辛苦了吧」。結果父親說了一句很具衝擊性的話：

「上醫院都是這樣的。等待就像是患者的工作。」

我是醫師，每天都在醫院，但還是受到了衝擊。等待是患者的工作……這樣嚴峻的現實，不能做些什麼來解決嗎？我從那天起就一直在想著「看病等待時間過久」的問題。

曾去過醫院的人一定曾想過：「為什麼看個病要等這麼久？」

為什麼要等這麼長時間呢？我舉出了我所想到的原因。

·要花時間等檢查結果出來
·沒有醫院在努力減少等待的時間

患者到醫院看病時，會先跟行政人員掛號。若是第一次去那間醫院，也就是初診，就要填初診資料表，之後就是「等待看病的時間」。

要製作初診的病歷表也頗花時間。所謂的病歷表就是累積患者資訊的檔案，其中包含了多方面的資訊，像是姓名、年齡、性別、身高體重、過去疾病史·過敏、緊急聯絡人、家族成員、保險證等。從到醫院起到做好準備「可以給醫師診療」為止，最快也要花30分鐘。醫院一直以來都是用類似活頁紙的紙做成病歷，但最近使用電子病歷的醫院增加了。

若是複診，也要等著做抽血檢查或照X光。

我的門診患者很多都是罹患大腸癌或胃癌，這些人幾乎每次都要做抽血檢查。他們要到窗口掛號、抽血，等拿到結果後再給醫師（我）診察。抽血的結果要花大約40～50分鐘才會出來。我的醫院還比較快，大醫院檢查腫瘤標記等很花時間的項目時，要花2小時以上。

果然還是只能「等」嗎？

那麼醫院是否完全沒努力在減少患者等待的時間呢？

我想指出的一點是，包含病患的等待時間在內，本來就有很多醫院沒再做如企業式的努力。

醫院是個很不可思議的組織。沒有銷售部門也沒宣傳，患者（＝醫院的顧客）仍會排隊。因此很遺憾，醫院不太會把目光放在提升醫療以外的服務上。

亦即醫院方所想的是：「就算縮短了病患等待時間，也與提升醫院品質無關。」而且醫院方也沒那麼強烈的動機要縮短病患等待時間。

因此我認為，若能反其道而行，該家醫院應該會有更多患者。

不論是哪家醫院，正因為有程度上差別才有競爭。特別是位在都市中的醫院數很多，選擇權是握在患者手上的。因此若能打造不讓患者等待的機制，相信將會增加一定人數的患者。

「就算這麼說，要打造不等待的體系是不可能的。」

我似乎能聽到醫院經營者這樣的聲音。說得沒錯，請大家試想一下。「等待時間」是很主觀的。等待的期間中若有各種事要做，可能就不會覺得等很久。迪士尼遊樂園的遊樂設施也要排隊超過1小時，但這期間有很多打發時間的畫與裝置。醫院中只有白色牆壁以及鼓勵接種疫苗的海報，當然會膩。

也就是說，即便實際等待的時間很長，若能做些什麼，讓人覺得「不過才一下子的時間」，就能減少些問題了。

我的想法是讓患者在候診時間中寫「病歷表」，但這不只是單純的病歷表。

患者在和醫師於短暫診察時間的談話中，很多時候不能全都說盡。藉由在候診時寫下更詳細的症狀、現在最令自己困擾的是什麼、希望醫師做什麼，醫師的問診就能更有效率，也能避免自己「忘記跟醫師講了！」，還會淡化覺得一直在空等的感覺，我認為這是一箭雙雕。其他也可以播放像是電視或網路上所沒有的健康資訊。不過，或許只有感興趣的人會留意。

寫到這裡時，編輯指出：「病歷表太普通了。沒有其他的解決辦法嗎？」

我認為這個現實的問題無法一朝一夕就能解決。為了嚴守預約時間，必須嚴格限制花在一名患者身上的時間。不論患者告訴我們症狀有多痛苦，醫師都絕不會說：「好，已經過5分鐘了，請離開診間。」

因此就像最近公車到站通知那樣，也可以做「在您前一位的患者正在診療」「會晚30分鐘」等表示。在我以前工作過的醫院中，這類系統很完善。

而且醫院最好能給患者每人一個小呼叫器，讓患者在等待期間內可以隨便到處走。能導入這項系統雖好，但要價不斐，所以醫院不可能導入。

建議在「平日白天」看病的意外原因

若是在半夜或週末突然發燒或突然腹痛，有患者會猶豫是否要到醫院看病。實際上，很多醫院都有招牌寫著「24小時急診」，大半夜時也可以前往大醫院。

但是我不太建議大家在週末或晚上到醫院看病。其實看病的好時機是，平日白天遠比晚上、假日來得「有利」。以下我來說一下理由。

我在醫院工作，是被稱為住院醫師型的醫師。幾乎所有住院醫師都有值班這種需住在醫院的業務。值班時，我的工作是在「急診部」擔任診療急救患者的醫師，而非外科醫師。這時候我經常會覺得：「這名患者在大半夜覺得不舒服而來到醫院，卻不能好好做檢查，也無法開藥，真是對他不好意思」。

1. 醫師沒有睡糊塗

感到不可置信的你，請聽我稍做說明。

醫師和一般人一樣，在白天工作，晚上睡覺，所以幾乎沒人會在大白天想睡覺。若是醫師看起來想睡覺，不是在奧運或世界杯期間半夜看轉播（這情況還滿多的），就是因為結束完「值班」後連著上班的兩者之一。值班時幾乎是熬夜，所以會很想睡。

如果你是在半夜3點來醫院，出來接診的醫師一定都呈現想睡的發呆樣，而這是有原因的。

在半夜看診的醫師已經從前一天的早上像往常一樣在醫院工作，又連續在半夜工作。也就是說是從前一天早上8點起，連續工作了19個小時。若是一般的工作，在早上工作的人晚上就會睡覺吧。但是醫師卻必須理所當然的長時間連續工作，沒有交接班。

我的情況是，若是半夜3點有患者來，護理師會打電話給我，我就會在值班休息室中揉著眼睛起床。然後披上白衣，用鏡子確認頭髮有沒有睡亂，前往診療室。這樣是不可能不睡糊塗的。

若運氣好能小睡一下就是這樣，若患者很多，無法休息時，就會在眼睛充血的狀態下蹣跚看診。

其實我曾經在用聽診器聽患者胸口的聲音時想睡覺。還有醫師在詢問患者「什麼時候開始不舒服的？」時突然睡著而點了頭。

老實說，半夜看診與治療的品質都會下降。這雖然難以啟齒，卻是事實。

2. 早上的醫藥費比較便宜

其實平日早上來醫院所支付的費用比較少，在半夜或休假日來醫院則會額外收費，但大家都不太知道這件事，所以我就寫一下價錢吧。

額外收費分有「門診時間外」「休假日」「深夜」三種，有點瑣碎。醫院不同，稍微有些差異，但若是在看診時間9點～18點以外的成人費用是：

・「門診時間外」：平常日早上6點～9點。晚上6點～10點，額外收費255日幣。

・「休假日」：星期日、國定假日、元旦期間（12月29日1月3日）早上9點～晚上6點，額外收費750日幣。

・「深夜」：晚上10點～早上6點，額外收費1440日幣。

費用頗高，而且藥費也會提高（負擔3成藥費的人是將該疾病以初診計算。依據醫院的體制不同，費用上也會有些不同）。

3. 可以好好接受檢查

最後有個最重要的原因。若是在平日早上，就能好好作檢查。反而是醫院結束看診時間後的傍晚、半夜、清晨不太能作檢查。

例如抽血檢查。抽血檢查是醫師會提出指定項目，例如「需要檢查這位患者的血球、γ-GTP、AST與ALT……」而去作檢查。若是在早上就都能作，但幾乎所有醫院都有無法在晚上作檢查的項目，尿液檢查也是如此。

其他還有CT檢查與MRI檢查也是能在白天作，但很多時候無法在晚上作，因為很多醫院都只有一名放射師。在我工作的大醫院中，半夜也能緊急作CT檢查或MRI檢查，但那是因為放射師要值班住在醫院。對醫院來說，這部分很花人事費。考量到醫院經營，會極力減少晚上值班的勤務。因此有很多醫院都只能在白天作檢查。

如果不能好好作檢查該怎麼辦？

很遺憾，對醫師來說，會降低診斷的精確度。也就是說，在半夜只能做出「大概是這個病吧」這樣粗略的診斷。

若晚上與週末來醫院看病，必須在「急診室」接受看診。急診室中不可能提供一般的治療。正確來說，在急診室會做的事是「區分是否為需要緊急治療的重症患者」。當然醫師會作簡單的檢查並開藥，但基本上，若是能等到明天早上的病況，換句話說，若非重症，就不會進行治療。

此外若站在醫師的立場，還可以再補充一個優點，就是白天還有其他科的醫師在，自己處理不來時可以立刻找人商量。

例如我是腹部（消化器官）的專門醫師，經常會診察腹痛的患者。但是經常會有「啊！這原因不是出在我專業的腸道上，或許原因是出在我專業之外的卵巢或子宮上」這類情況。這時候，若是半夜，就只能跟患者說：「這要和其他科醫師討論，請明天白天再來一趟，掛那位醫師的門診。」若是平日白天，就可以打通電話去討論、做出診察。

若剛好在半夜不舒服時

話雖這麼說，但人還是會在半夜突然不舒服。人類的身體屬於自然的一部分，所以無法「選擇只在平日白天身體不舒服」。

「這本書上寫了『不建議在半夜去看醫師』，就忍一下痛吧。可是好難受……」

在此，我要告訴迷惘於要不要去看醫師的人兩件可以幫助判斷的事。

一個是日本消防廳所製作的網頁「Q助」，這可以用來判斷是否需要叫救護車，非常有用。有可以用電腦瀏覽的網頁版，但我推薦手機的App。為了以防萬一，可以先下載預備，若自己、家人或朋友突然身邊不適時可以用。

另一個方法是撥打「#7119」的電話。猶豫不決時，只要打這支電話，就能與日本急救安心中心連上線，向醫師、護理師、救護隊等諮詢。

不過這不是日本全國都能使用，能使用的地區只有宮城縣、埼玉縣、東京都、大阪府、奈良縣、福岡縣、札幌市與其周邊、橫濱市、神戶市、和歌山縣田邊市及其周邊（2018年4月1日的資料），儘涵蓋全日本人口的37.9%，但接下來似乎預計要依次讓全日本都能使用。

最後我要說一下我的意見。雖然和寫到這裡的說法似乎有點矛盾，但若半夜突然身體不舒服而猶疑著是否要去醫院時，請還是去看醫師吧。尤其是感受到「從前未曾經驗過」的疼痛、難受、不適時，請一定要去看醫師。此外，遭遇交通事故時，也請一定要去看醫師。醫師不論睡得有多迷糊，只要一看到重症患者，就會立刻清醒了。即便是在半夜，為了救命，也會一一叫醒其他科醫師，喚他們出來，商討對策。

醫師隸屬的「醫局」是什麼？

大家有聽過「大學醫局」這個詞嗎？在山崎豐子的小說中，有一部名作叫《白色巨塔》，寫的是大學醫局的人情連續劇，至今的現實仍與這本小說的情節類似。在醫師的世界中，仍持續進行著宛如戰國時代的布陣交戰。

所謂的醫局，說得簡單些，就是以教授為最高權力者的醫師集團。例如像是隸屬於〇〇大學醫學院「骨科學講座」這名稱下的醫師有120人。

在日本，要成為醫師，必須從大學醫學院醫學系畢業。全日本有醫學院的大學全部約有80所，國立大學與私立大學約半數都有。在80所大學醫學院中，有各自附屬的醫院，各自的「〇〇科」中都有被稱為醫局的組織。

以前一定要進入自己畢業大學的醫局。像我是畢業於鹿兒島大學，所以要進入鹿兒島大學的外科醫局。可是現在，畢業大學和醫局間的束縛減少了，無關乎畢業大學，幾乎可以進入任一醫局。

那麼被稱為醫局的組織，有什麼機能呢？其三個重要的機能是「研究」

「教育」以及「醫師派遣」。我們暫且不說研究、教育，解說一下醫師派遣吧。

醫局所擁有的人事權力

全日本有80所大學醫學院，醫局這組織就是要派遣醫師到日本全國各地。尤其是首都圈以外的地方，醫局在派遣醫師上擔任了非常重要的角色。

例如來看一下我畢業的鹿兒島大學。鹿兒島有偏鄉地區，還有26個有人居住的離島（2017年時）。鹿兒島縣南北狹長，實際看一下地圖會發現，離沖繩縣北方不遠（約25 km）的與論島也屬鹿兒島縣。醫局就是支持這些偏鄉地區與離島醫療的系統之一。醫師難以久留在偏鄉地區及離島，所以醫局在某種意義上來說，是擁有強制力的集團，會定期派遣醫師，確保地域的醫療（鹿兒島還有德州會團體在支援）。

那麼，首都圈的情況又如何呢？

在東京都內，其實有超過10所的醫學院。國公立大學有東大、東京醫科齒科大學，私立的則有順天堂大學、日本醫科大學、慈惠會醫科大學等眾多知名大學，因此能派遣到都內醫院的醫局有限。被稱為有力醫院的許多醫院，都由東大或慶應大學的醫局牢牢掌握著派遣單位。不論是歷史還是醫師數，其他醫局都難以比得過東大。

這麼一來，會發生什麼？

新興大學的醫局必須遠求派遣單位。有不少東京都內醫局所掌握的派遣醫院在東北或九州。我認識的人之中，也有很多醫師是隸屬於東京都內的大學醫局，卻被派到遠方赴任。

考量到醫師本人的人生，前往遠方赴任，將很難進行人生規劃，因此會想盡可能進入「派遣地較好」的醫局。所謂「派遣地較好」的意思是，離東京近，可以進行高水準治療以提升自己技術的醫院。醫師，尤其是年輕醫師不太在意薪水（醫師與金錢的關係將於第4章中詳述）。

被派遣去的醫院稱為「關連醫院」。如何掌握「好」的關連醫院，也是醫局的一個「能力」。醫局的能力中，醫師數很重要。若醫師人數少，就無法派遣醫師到關連醫院去，醫局的勢力就會縮小。

不能違背醫局

話說回來，都是什麼樣的醫師會進入醫局呢？

約在20年前，9成以上的新人醫師會入局。至今，也有7～8成的人會進入，但是也有人離開醫局。入局後過了5年、10年，就會漸漸有人退局。

現今雖已很少見了，但以前有年輕醫師會不說一聲就離開醫局，此時經常會聽到教授說出很具威嚇性的話：「你別想在這縣當醫師了。」所謂不說一聲是指，讓他出國留學，回國後卻不「為社會服務」，亦即不去大家都不想去的醫院工作。雖然也不是不了解教授的心情，但若是現在就是職權騷擾，會立刻失勢。

不隸屬醫局的生存法

順帶一提，我從醫學院畢業後，並沒有進入外科的醫局。我現在是所屬於福島醫大的捐贈講座，但講座的年限有限，所以和一般常說的醫局不一樣。在外科醫師中，從未進入醫局的經歷是很罕見的例子。

那麼，為什麼我沒有進入醫局呢？有兩個原因。

1.「想自己掌握自己的人事權」

一旦入局，就會以醫局全體做人事考量「哪個醫師該去哪家醫院」。要去哪家醫院會由教授與醫局長來決定。這也就意味著，首先，無法依照自己的希望進行。有時候，這也挺悲慘的。

例如對進入某大學外科醫局的外科醫師友人來說，有些人會受到醫局的指示而輾轉於各家醫院。他們說：「我已經連續6年都在每年3月搬家了」。在想經歷許多手術經驗的年輕醫師時期，也有外科醫師會被派遣到整整2年都不會動到手術的醫院。而且也有醫師有了未婚妻，卻被派遣到距離遠得必須要搭飛機才能前往的醫院，因而婚事告吹。

此外，不隸屬於醫局還能做以下這種事。

2016年的12月，距離福島縣福島第一核電廠約22公里遠的高野醫院院長，因突如其來的火災去世了。這間醫院，在爆發核電廠事故後沒有關閉避難，持續開院，完全沒有休息。

院長去世時，醫院中的住院患者超過了一千名。醫院中，只有院長一人是專職醫師。醫療法中規定，醫院中若沒有專職醫師就無法存續。高野醫院因而面臨了存續的危機。

那時，我在看到新聞2天後，向工作的郡立駒込醫院低頭請辭，3週後，前往當地赴任臨時院長。4月因在別家醫院訂有工作契約，雖只做了2個月的幫手，但我想自己還是對醫院的存續做出了些許貢獻。雖然給前一個職場的許多人添了麻煩，但若進入了醫局，或許很難像這樣自由行動。不過，長年支援只有高齡院長一人的高野醫院的，是東京都內的某外科醫局。

無所屬的醫師可信嗎？

我沒有入局還有一個原因是——想跳級，不想依順序等待學會技術。

醫局在教育系統這意義上有很優秀的一面。從年輕醫師的角度來看，還有一種見解是，隸屬於醫局，就能被派遣到關連醫院，在某程度上能自動成長。可是就我所聽到的印象是，醫局人事的著眼點是像「那間醫院人手不足，你就去那裡吧！」「沒有人會做肝臟手術，你就去吧」這樣，不是為了教育，而是不間斷地派遣醫師。決定專業時也經常是像這樣，入局的友人們，有不少都是這樣被決定專業領域。

既無法決定自己的專業，只能持續遵照醫局的指示工作，若在形塑資歷上失敗了，難道不會後悔嗎？

而且，很多醫局都是按照年功序列制，也就是非常重視年齡，正確來說是入局後所形成的上下關係。這麼一來，要學會比前輩更高的技術是很難的。即便超越了自我，身為外科醫師的能力卻被限制了，我無法接受這樣的制度。

這麼一想，我就選擇了與醫局較少關連的醫院，而且還是程度格外高的醫院，工作了10年。最後，我幾乎以最快的速度，取得了合格率低於30％的手術證照。我非常感謝鍛鍊我的醫院以及前輩醫師們的好意。

有一位天野篤氏醫師厲害到是我完全比不上的，他沒有入局就提升了技術，爬上了頂峰。

天野醫師以作為明仁上皇的心臟病主刀醫師而聞名。我曾在m3.com這個醫療系統的網站上與他對談過，他自評為「loser（輸家）」「屢戰屢敗」。

他高中畢業後重考3年，終於進入日本大學醫學院。可是大學畢業後，他沒能進入外科實習的名門——三井紀念醫院，也沒能進入他期望的醫院。而且他在工作的醫院中似乎因為惹出糾紛而辭職了。但是從那之後，他動過了次數驚人的手術，爬上了心臟外科界第一人的位置。現在（2019年），他成了順天堂大學的教授，還擔任院長職務。可見，也是有人沒進入醫局卻成了醫局頂端的教授呢。

到此為止，我都只強調了沒進入醫局的優點。因為我沒入醫局，所以或許說的淨是這些。正因為沒進入，所以就另一方面來說，才能客觀以對，但也還是有點不公允。因此我訪問了自醫學院畢業後立刻進入醫局，而且一直隸屬醫局的醫師。根據那位醫師所說，進入醫局的優點可以舉出的有：

・（教育）前輩會教自己，然後自己再傳授給後輩。醫局內會開讀書會與研討會，能獲得高度的進修。
・（臨床）可以無所偏頗地學習到各領域的專業。
・（研究）基礎領域的研究一定得在大學做。
・（其他）若因為生病、請產假、請育嬰假或照顧父母等而不得不暫停工作時，能獲得幫助。

的確，在教育面、研究面以及作為互助組織上，這些都是醫局的優點。

最後統整一下，我想給年輕醫師以下的建議。

如果沒有努力的資質或走出另一條路的堅韌自信，就入局。

如果有自信努力提升技術、有靠自己開拓道路的氣概，就選擇不要入局。

不過，這可是條無比艱難的道路。

醫院排行及網路評價可信嗎？

這約是3年前的事了。我收到了一封信。打開來一看，寫的是「我正在製作有關名醫的書，請您告訴我您覺得是名醫的醫師」。列表中有許多醫師的名字。原來如此，是用像粉絲投票那樣來決定「名醫」啊。

我大吃一驚。究竟用這個方法真能確實選出名醫嗎？

若要我說出真心話，我覺得這很有難度。原因可能有「我曾受那位醫師照顧，所以投他一票吧」這樣的想法，或是很有可能會摻入「這位醫師是我們大學醫局的學長，所以投他一票吧」這樣的組織票。因此用這方法做出的「名醫書」，比起名醫，更像是「醫師擁有的人脈排行榜」。當然，那樣也是滿有趣的。

而且我也曾被勸說將名字與醫院名稱登在像這樣的「名醫書」上。記得當時的內容是類似登載跨頁只要付2百萬日幣。因為曾有過這件事，所以我質疑其可信度。

醫院的好壞不能單就手術次數來評價

那麼醫院排行榜的書呢？

這部分，若與以前述手法製作的名醫書相較，可信度還稍微高了些。

話雖這麼說，但很久以前的醫院排行榜書籍，有很多都只以「手術次數」為根據，給人一種偏頗的印象。

因為我們不能一概而論手術多的醫院，品質就高。當然也有醫院是因為治療品質高、評價好，所以患者都慕名而來，進行更高水準的治療。然而，根據不同醫院的做法，也會選擇以「盡量做許多手術」為優先，而非進行對患者來說最好的醫療。若是有許多患者的醫院醫師應該會想到這點吧。當然這也不是絕對的否定。我曾見過有的醫師受到「想妥善照顧許多患者」這種醫院的調度安排，並著眼於此。這正是可以作為他山之石的。

不過最近，不僅是手術次數和醫師數量，也有書籍刊載的排行榜是以出版社自己調查為主的。以上是我的建議，如果要參考，最好能多比較幾本書。

網路評論的陷阱

接著要來談網路評論。

在２０１８年７月時，網路上還沒有一個評論醫院的網站握有充分的資訊。根據我的調查，首先關於診所的評價，最多的淨是些「建築物很漂亮」「櫃臺與醫師都很親切」「等待時間很長」。大型醫院的評論網站也很類似，都是「醫師給人感覺很好」「護理師的態度很差」等等。關於想更了解治療程度、說明的詳細度，以及自己能否接受該種治療等資訊，都無法從評論網站上得知。

我的設想是，今後醫院的評論網站是否也不會流行呢？原因是，只看評論無法了解醫院的優勢。

例如有很多餐廳的評論網站都是值得信任的，我也經常會用。另一方面，醫院進行的治療相同，所以不太會有人到各處醫院求診。雖有人一個月會吃好幾次拉麵，但沒有人會每月都接受闌尾炎手術（一旦切除闌尾，就不會再罹患闌尾炎）。

因此對患者來說，無法與其他醫院做出比較、評論。

而且醫療是需要專業知識的領域。對疾病擁有專業知識的患者並不多，所以要患者做出「就現在的醫療水診來考量，那間醫院的治療不太好」這樣的判斷很難。

統整一下後，我們可以說：「比較可能性很低」。

可是我好希望有一天能有像「醫師誌」那樣，比較醫師與醫院的網站。首先上面會區別、刊載醫院的所有科別。若是外科，要有詳細紀錄，像是有幾名外科醫師、10年來全部的手術件數、是哪間大學醫局的關連醫院、醫療事故有幾件，甚至是外科醫師的完整資料。

這份資料可分為「客觀資料」與「主觀資料」。

所謂的「客觀資料」是一些數據性的資料，像是一年內執刀的手術件數、手術完整時間與出血量平均值、以及手術成功比率（併發症發生率）、是否有專門醫師、做了多少研究等。

此外，還要有「主觀資料」。這是來自實際看診患者的評論。例如「醫師態度總是很親切」「話雖不多，但很認真」「不太會說明」等。若有主觀與客觀兩種資料，就能大致理解這名醫師的實力與經歷。有沒有人要來製作「醫師誌」呢？

醫師的程度與畢業大學不成比例

那麼患者在網路上搜尋醫院時是否有需要注意之處？很遺憾，幾乎沒有。當然，日本有好醫師也有壞醫師，但在面對面之前很難知道。很不好意思，連我對於自己專業領域之外的事也全然不知。

非常差勁的醫師除外，但即便除去這些醫師，患者和醫師間多少也有些稱為「契合度」的要素。人與人之間一旦有頗為深入的交往，就一定會有「契合度」的問題。

因此對於現今在現實上如何選擇醫師來說，我有幾個建議。

・首先可以試著給他看診，若感覺很奇怪，就馬上換醫師。

・若覺得不投緣，也應該換醫師。

・基本上選擇交通方便的醫院。

此外，畢業大學的程度與醫師的程度沒有太大相關，這是我一貫的看法。就算是東大畢業，也有沒能力的醫師；另一方面，就算是從偏差值不高的私立大學醫學院畢業，也是有表現好到令人為之猛然一驚的醫師。

不過這或許也是因為我畢業的大學（鹿兒島大學）其實是程度非常平均的地方國立大學吧。

從「科」了解醫師的性格

只要在醫院當醫師，三不五時就會和其他科醫師有接觸，這麼一來就會慢慢學會某種能力——只要看一眼就可以大致知道是哪科的醫師。

當然每一位醫師都各有不同，但仍會給人一種刻板印象：「啊，這個科比較多這種醫師啊。」我想在不惹人生氣的範圍內告訴大家這個區別。這頂多只是我的印象，再加上詢問過幾名醫師意見後的主觀性看法。

醫師類型看這裡！

內科：多為身材纖細、戴著眼鏡的男性。一絲不苟，擅長精密的計算。認真且勤肯努力的類型。很理性。不過心臟專業的循環器內科醫師、腸胃專業的消化器內科醫師會再稍微多點體育會系*的感覺。女性的內科醫師有時會很嚴厲地指導患者。

*註：體育會系是日本相對於文系和理系的類型，多指體育系出身者，後來也用於形容有相似氣質的人。特徵為重視團體行動、重視上下關係的學長學弟制等等。

外科：多為微胖的體育會系大叔（我也被歸入這裡）。舉止大膽豪爽，酒量好的人很多。雖常臨時抱佛腳，遇到危機時，會發揮超人的體力與技術。重視直覺。其實多是膽小鬼。較少女性醫師。

小兒科：不論男女，一看就帶著溫柔的感覺。認真、誠實、直腸子。在治療小孩子上有一股熱情。但或許因為很忙，會散發出怎麼也抹不去的疲憊感。

精神科：有各種人，有認真的人，也有不認真的人。和其他科醫師完全不一樣，有獨特的氛圍。看診對象為兒童的兒童精神科醫師溫柔得不可思議。

皮膚科：有很多美女醫師。男性皮膚科醫師的肌膚也很漂亮。

骨科：多為苗條、有肌肉、曬很黑的帥哥。女性也是身材修長的類型。喜歡運動，有人當了醫師後還是會定期去運動。喝酒，且酒品不差。年輕的男性骨科醫師很受歡迎。

以上，就是具代表性的科別醫師像。若說得太過會惹怒人，所以就這樣吧。若有人覺得「我是內科醫師，但我很重視直覺又豪爽！」或「我是骨科醫師，但沒有很受歡迎！」那就抱歉了。

為什麼會相像呢？

不過，為什麼一眼望去大致會知道「那個醫師是外科的吧」？為什麼醫師的形象可以透過專業科別來區分呢？

有以下兩個原因。

1. 相似的人會聚集到相同科系

第一個是相似的人會選擇同樣的專業。在日本，醫師可以自由決定「自己想成為哪科醫師」。國外不是如此，而是以成績高低或地域人數來決定。日本沒有這樣的束縛，可以選擇自己真的想進的科，還有適合自己的科。

那麼醫師是如何選擇科別的？

我試著以我的專業——外科為例來解說吧。

我強烈意識到「要成為哪一科的醫師」是在大學5年級（日本醫學院共有6年級）開始「臨床實習」的時候。實習就是穿著白衣，以見習醫師的名稱與患者接觸。與醫師一起有著負責的患者，每天診療、寫病歷表，是頗為真實的實地訓練。實習中會將醫院所有科都輪過一遍，時間從2個星期到4個星期不等，像是眼科、皮膚科、耳鼻喉科、外科、內科、精神科……等。

這時候，若是在外科，就會參與自己負責患者的手術，觀摩學習。外科手術要一直站著，持續個3、4小時是很常見的，也經常無法吃午餐。學生大部分都會腳痛、肚子餓、沒體力。在此，對體力沒自信的學生就會判斷，「我不適合外科，還是放棄吧」。而且要凝神細看手術中細微的作業，覺得「我無法做到這麼細微的作業。自己的手指實在不靈活。」的學生，也會將外科從候補名單中剔除。

同時，外科醫師會診（會議）時大多都很嚴肅，學生會看到年輕醫師被上司罵得狗血淋頭，像是：「混蛋！你在說些什麼！」，學生就會想著：「雖然想試做外科的手術，但如果上司那麼可怕，還是算了吧。」而放棄外科。

順利通過重重困難的學生，大家本就是很相似的。

肉體很頑強、精神上稍微有些自虐，是會順從上司的人。男性大部分是體育類社團出身，很活潑，會喝酒……類似這樣性格的人很多。當然也有例外。

2. 在選擇的專業中漸漸變得相似

同時還有本來就很像的人接受了相似的教育。開始實習時，上司的外科醫師跟我有過這樣的對話。

上司：「你知道外科醫師只有兩種回答嗎？」

我：「不，我不知道。」

上司：「就是『Yes』跟『是』。」

我：「咦，是這樣嗎？」

上司：「不是說你只能說『Yes』跟『是』嗎！」

這段對話雖有點像是笑話，但我聽說，其他醫院的外科醫師也同樣被這麼告知過。

這意思就是「外科醫師總之就是要聽上司的話，不要懷疑，就是去做。」

的確，外科這一科是在患者受傷時進行治療，只要稍有差錯，就會奪人性命，外科因為有這層特殊性，所以這種教育方針未必是錯的。

其他還有像是外科醫師一定要學會手術這個特殊技能。這絕不是光看課本或影片就可以學會的。為了學會動手術，一定要和嚴格的外科醫組隊，接受像是「混蛋！那裡弄錯了吧！」「切開這裡」「縫合那裡」這種一對一的指導，或者可以說是單傳。

因此，嚴然的上下關係是很必須的。上司明明說：「這樣切開。」卻反駁：「不，我覺得這樣切開比較好。」的年輕醫師讓人無法放心，所以不可能讓他執刀手術。因此，外科醫的世界不論是哪個醫局、哪間醫院，大致的上下關係都規定得很嚴格。

而且外科醫師會因為手術的情況而吃不了午餐，在過了下午3點後才吃都是很平常的。晚上10點結束工作後也常會和前輩外科醫師去附近的中華餐館喝一杯。在中華餐館中，大口喝啤酒，吃著麻婆豆腐、乾燒明蝦以及炒飯，自然能消除許多壓力。結果，大家的腰圍多會發福，體型就變得相似了起來。

外科醫師很常在週末或因緊急手術被呼叫去醫院，很難遠行。因此容易陷入運動不足、壓力過多的窘境中，只能大口喝酒以發散壓力。

因為有這些緣由，許多外科醫師才會變得很相似。我也不例外地完全就是那種類型。

專欄

要怎麼拿到給名醫的「介紹函」？

各位去看病的醫師若判斷他自己已「束手無策」，就會介紹別的醫師給你。介紹患者的方式不是使用電子郵件或電話，而是落伍的工具——介紹函。這應該也有人知道吧。

那麼該如何拿到寫給名醫的介紹函呢？

我們先從結論來說。只要跟寫介紹函的醫師說：「請幫我寫封介紹函給這間醫院（的這個醫師）。」就可以了。這麼一來，不論是要給哪位醫師的介紹函都能拿到手。

雖然大家不太知道這點，但沒有醫師在聽到：「請幫我寫封介紹函給○○醫師。」時會拒絕。即便是競爭對手的醫師，也習慣寫介紹函，所以完全沒問題。

通常來說，醫師與醫師間往來交流用的介紹函都會密封，患者看不到。當然，就算看到了也沒關係，那本來就是患者身體健康的資訊，完全沒有理由不能看。在此就來公開介紹函的內容。雖是架空的，但平常幾乎都是這樣寫，沒什麼變。

〇〇醫院外科　藪醫師　醫師足下
患者名：中山　祐次郎　病名：大腸癌　共病症：逆流性食道炎

平時多蒙照顧。此次欲介紹中山先生給您。
中山先生於2018年4月3日主訴腹痛前來本院就診。以腹部單純的X光發現糞便存積，進行大腸內視鏡時，在直腸Ra中發現2型的tumor，活檢得出結果為tub1。在本院進行的CT無法確認有無遠隔轉移，考慮宜進行手術。本院亦如是告知患者本人。隨信附上影像與抽血檢查結果。百忙之中前來叨擾，煩請您為之診治、治療。

第 4 章

醫師的金錢與戀愛

——收支明細與私生活

醫師的年收有多少？

本章中，我要說的真心話是關於醫師的金錢與戀愛。本書走筆至此都是以數據資料或論文等客觀資料為基礎，寫出了我的意見。但是本章中，我要來談一下我的經驗與從認識醫師那裡聽來的主觀意見。因為在「金錢與戀愛」這主題的性質上，是沒有數據資料的。

那麼，首先是關於醫師的年收。

醫師可以大致分為兩種類型：「住院醫師」與「開業醫師」。若粗略分別，住院醫師就是在○○醫院等大醫院工作的醫師；而開業醫師則是開有○○醫院、○○診所等的小型診療所的醫師。

醫院與診所的不同之處大致說來就是「是否有住院設備」。醫院中有病床可以住院，但診所基本上沒有病床。其中也有診所有一些入院設備（19人以下）而被稱為「有床診所」，但全日本約10萬間診所中，只有不到8千間。

首先請大家看一下資料以了解這兩種類型的醫師。根據厚生勞動省所進行的調查，醫師的薪資所得如下：

・住院醫師一個月123萬日幣（平均43・4歲）
・個人開業醫師為205萬日幣（平均59・4歲）

從年收來看，住院醫師為1479萬日幣，開業醫師為2458萬日幣。開業醫師的年收看起來多了很多，但開業醫師的數字不只是所得，還要支付開設診所時的貸款，以及設備費用。

這份資料是以全日本11萬8157名住院醫師，以及7萬1192名開業醫師為對象來調查，人數頗多，值得信任，但平均年齡上卻有約16歲的差距。一般來說，醫院的住院醫師隨著年齡增長，薪資就會增加，若一併考量這點，年收入的差別會再稍微縮小一點。

接下來的調查來自《日經醫療》（日経メディカル），這份雜誌醫師都有在閱讀，是深具歷史傳統的媒體之一。根據這份雜誌的調查顯示，「840名住院醫師（平均45・6歲）的總年收入平均為1477萬日幣」。在前文的厚生勞動省調查中是1479萬日幣，所以是差不多的。此外，來看一下專門報導醫療業界情況的頂尖媒體「m3.com」的最新調查：「以各占16．4%的『1200萬～1399萬日幣』『1400萬～1599萬日幣』為最多」，平均年齡為41．9歲。

而且根據國稅局的調查，249個地方的個人一般開業醫師損益差額約為2887萬日幣。〔第二十一次醫療經濟實態調查（醫療機關等調查）報告平成29（2017）年實施〕

以上四者屬大規模的調查。

統整一下，醫師的年收入大約為「住院醫師1500萬日幣」。我是沒拿過這麼多的薪水，但另一方面，要推測開業醫師的年收是有困難的。不過聽身為開業醫師的友人說，知名的開業醫師收入可以到住院醫師的一倍以上。

打工買Lexus的醫師

大家都不太知道，很多大學附屬醫院的薪水都不及一般醫院的一半。我問過了10名30歲左右的大學附屬醫院住院醫師，他們的薪水都是15萬日幣～20萬日幣。雖然也會視工作內容而定，但若是一般醫院，在這個歲數大致都能拿到

50～80萬日幣。

我仔細詢問了月收20萬仍在職的朋友醫師。或許也有人會覺得「月收20萬日幣夠了吧」，但醫師與工作相關的花費並不少。參加一次要價10萬日幣的學會、購買工作用的電腦都要自費，因為職場所給予的補助費很少。友人居住在東京，扣掉套房10萬日幣的租金，剩下的生活費只有幾萬日幣。過得很辛苦。

那麼，不夠的差額該怎麼辦呢？其實就是用「打工」來填補。

大家或許會驚訝，什麼？打工？

醫師是會打工的。我從沒碰過沒打工的醫師。幾乎全部的醫師都有在打工。

很多大學附屬醫院的年輕醫師會去中小型醫院做值班的打工。所謂的值班就是要留過夜的工作，要從晚上7點左右到隔天早上7點左右。有一種兩天一夜的變形式打工，值班日是從星期六到星期日，或是從星期五到星期一早上三天兩夜的連續工作。醫院是24小時制，醫師一定是要常駐的，但若都是讓住院醫師看診，他們會辛苦、忙不過來，所以會像這樣，以打工的方式，把工作外包。而且醫師的供需平衡很糟，大醫院有很多醫師，但另一方面，醫師不足的醫院也不少。

我也有認識的醫師是因孜孜不倦努力打工，結果光用打工費就買了Lexus。與此相對，一個月就只會在自家睡個兩、三天。每天都帶著手提包到處跑，睡在各家醫院……。現在，也有一般醫院以有礙業務為由，禁止打工。

醫師的打工內容都是些什麼呢？大致可以分成三種類型。

「首先是①滿滿的急救類」。如字面所說，就是在很多且非常忙碌的急診室工作。薪水大多很高，也有時薪1萬日幣的。但與之相對，整個晚上當然都要持續診療重症患者而不能睡，因此隔天會累到跟個廢人似的，所以只有趁年輕時能做。

接下來是「②睡值班」。這也是如字面所說，是邊「睡」邊「值班」。這工作是「夜間雖沒有固定的工作，若發生了什麼事就要去處理」。所有時間幾乎都在睡覺，所以工資比起「①滿滿的急救類」較為便宜。一晚的行情大致是3～4萬日幣。

最後是「③活用專業類」。這類打工要活用特殊技能，像是照胃鏡、解讀乳房攝影的照片，或是專業門診。各位會以為給薪很高，但其實和「滿滿的急救類」一樣，或稍微便宜些。

現在有好幾間專門介紹打工的公司，大型的就有10間左右。他們會派遣醫師，並向醫院收取給薪的一～二成。

醫師的差距——會賺錢的醫師和不會賺錢的醫師

接下來，來看一下無法從數據資料得知的醫師收入差。

我們先前已經說過，應該要掌握的要點是「住院醫師」與「開業醫師」。這兩者有很大的不同，簡單來說就是，「住院醫師是上班族，開業醫師是社長」。住院醫師是和公司員工一樣受雇於醫院，在醫院工作拿薪水。不會破產也不會有大成功是最貼切的形容。

另一方面，開業醫師是跟銀行借錢創業。既有倒閉破產的風險，事業也可能大獲成功而擴大經營，或是開分院。

住院醫師的薪水幾乎百分百是年功序列制。我剛當上醫師的時候，就大受這年功序列制的衝擊。我想著，明明比起那位醫師，這位年輕醫師做的工作明顯比較多，也受到患者的信賴……

可是醫師的世界中相當需要工作經驗。外科醫師的世界在這方面的傾向更是強烈，所以「醫師資歷長＝醫師技術高」的機率頗大。在某醫局，據說每增加一學年，年收就會增加１００萬日幣，是非常簡單易懂的年功序列排列法。

住院醫師要打破這年功序列制，獲得高薪，只有兩個方法。

1. 去國外做出耀眼的實績，凱旋回國。

這是一條要在國外取得勝利的艱險道路，需要不斷努力與出類拔萃的能力。現在，擔任慈惠會醫科大學外科教授的大木隆生教授是唯一的例外。大木先生已在多數的媒體前演出，成了外科界的傳奇。

大木醫師在擔任醫師的第8年，以無給職研究員（＝沒薪水）的身份前往美國的醫院。在那裡，他做出了成果，10年後成了教授。當時聽說他的年收入是1億日幣。之後，他凱旋歸國，年紀輕輕就當上了慈惠會醫大的教授。很多年輕醫師都很憧憬這種菁英的生活方式。話雖這麼說，美國教授的收入還是遠遠多得多，就算是走凱旋模式，在日本，也難以獲得高薪。

2. 在國內做出成果、突出重圍

這也和第一點的凱旋模式一樣，非常辛苦。

要在國內做出成果，通常有條路是在大學醫局出人頭地，成為教授。從前，一旦成為醫學院的教授，包含不法收入，能獲取頗高的收入。我只聽過一些謠言，據說有人會從製藥公司、醫療器材公司，以及派遣醫師的醫院那裡收取金錢。

的確，很遺憾地，有很多國公立大學醫院的教授，都因收賄罪而被逮捕、資料被送至地檢署調查。最近也經常有這類新聞，2015年，京都大學醫學院的前副教授就被逮捕了（之後被判有罪）。

此外，以執刀明仁天皇而知名的天野篤教授在《AERA Mook》的訪問（「了解醫學院」2016年）中回答：「我一年的所得超過5千萬日幣」。以前與天野醫師見面時，他曾告訴過我：「在日本當醫師賺錢很辛苦，有能力的醫師應該要賺更多的。」天野醫師的收入除了來自大學教授，還有演講費與出差手術，這也是很難模仿的例子。正因為有突出的技術，才會被指名為天皇陛下的執刀醫師。

此後，醫師的收入會變成怎樣呢？

雖然很難料想得知，但我認為，醫師的收入應該會慢慢減少。持續增加的醫療費有一部分要花在醫師的人事費用上，所以要一直維持現今的水準應該很困難。不過也不會暴跌，畢竟醫療是規範產業，與完全自由的市場相差甚大，不論是醫師的人數還是醫院的收入，都受到厚生勞動省嚴格的控管。

實習醫師真的很清貧嗎？

那麼，剛成為醫師的「實習醫」收入與生活又如何呢？

所謂的實習醫師就是從醫學院畢業2年內的醫師們。雖然經常會讓人誤以為「還不是醫師」，但他/她們都有醫師執照，在進行醫療工作上和我有著同樣的證照。

日本以前曾有一種身分叫「實習生」，是沒有拿到醫師執照而在醫院穿著白袍工作。但是，實習生既不是學生也不是醫師，只是以那樣的身分在醫院做現場實習。反對這件事的醫學院學生發起熱烈的學運，在2004年將實習醫師（正確說法是臨床實習制度）制度化，伴隨而來的就是「要確實支付實習醫師薪水」。

或許有很多人會覺得「你在說什麼啊？當然要付薪水啊！」但其實在醫師的世界中，有一說是：「實習醫師還在學習，所以不用給薪」。現在這說法完全被否定，大家都承認了實習醫師的勞工性質。

視各醫院情況不同，實習醫師一個月約有30萬日幣（沒有獎金）的給薪。若根據厚生勞動省的資料，實習醫師平均年收，第一年為４３５萬日幣（２０１１年推算）。大學附屬醫院的薪資比較低，所以平均為３０７萬日幣。薪資最高的有到９５５萬日幣。根據報告，很多醫院都在「３２０〜７２０萬日幣的範圍內」。大致等同於一般企業初次任職的年收。

買不起三明治的實習醫師時代

為了讓大家有多點印象，我來說一下我在實習醫師時代的事。我曾在東京都內的公立醫院做過實習醫師。在我的網頁中也有公開，我的薪水是一個月30萬日幣。其中還要扣除稅金，實際拿到手的月收為23萬日幣。實習醫師沒有獎金，也禁止打工，所以年收約為３６０萬日幣。

實習醫師在醫院內有宿舍，一個月只要付４５００圓日幣左右就能入住。衛浴共用，一間約三坪左右，便宜到讓人感激，所以至今我都還記得。若實際拿到手的薪水是23萬日幣，而房租是４５００日幣，或許大家會覺得我們在金錢上是很有餘裕的，實際上，與東京都內其他實習醫院的朋友一比，據說我的待遇還是比較好的。

可是我自己記得是實習醫師的時候，在經濟上過得頗為辛苦。例如我早餐喜歡吃三明治，但超過200日幣的三明治太貴，買不起，所以我只能忍耐著吃一個半價的飯團。也許有人會想吐嘈：「難道沒有其他可以節約的地方嗎！」但當時我每天都想著：「我好想吃三明治喔。」

口袋空空的實習醫師

明明一個月可用的錢約有20萬日幣，為什麼還這麼辛苦呢？一個原因是，要自費購入電腦與列表機。在一般企業，通常都是公司會配給工作用的電腦。可是我工作的那間醫院，基本都必須自己購買必備用品。

加上還有昂貴的教科書。醫師在大學讀6年，成了實習醫師後，還是得要買許多教科書來學習。我記得一年要買30本左右。「X光的解讀法」「點滴打法」「超音波檢查法」……都是些專業書籍，貴的要價一本超過1萬日幣。醫院方雖也會給些補助，但完全不夠。

在這樣的生活中，我一年還去了遠地參加婚禮兩次。24～26歲正好是擔任實習醫師的年齡。我迎來了同學們第一波的結婚潮。擔任實習醫師的2年內，我連1萬日幣的存款都沒有。

我是在東京都內的醫院實習，其中也有醫院的薪水很高。例如青森縣實習醫師第一年的平均年收有超過550萬日幣。根據調查，全日本實習醫師薪水最高的就是兵庫縣的醫院。那裡第一年年薪約830萬日幣，第二年約940萬日幣，是我的薪水2倍以上。這樣的實習醫師薪水是很罕見的。

就結論而言，可以說，「實習醫師大多清貧。除了部分醫院以外」。

醫師與藥廠的關係

在談到關於醫師與金錢的話題上時，就不能不提藥廠。

但是這個題目對我來說也依然是很難下筆。

因為對醫師來說，藥是重要的武器之一。也就是說，藥廠是醫師工作上的伙伴，若寫得太過份，可能會對今後的業務有影響。

而且有些事實也的確是很驚人。我在好幾個媒體上執筆寫作醫療文章時，有被約束「不要去批判藥廠」。原因是，藥廠是媒體強而有力的贊助商。在任何業界，說贊助商壞話都是ＮＧ行為，這點是常識。就像這樣，藥廠對醫師、醫療界有很大的影響力，這是毫無疑問的事實。

可是我又想盡可能的說真心話，所以題目就訂為「醫師與藥廠的關係」。

首先來說明一下醫師獨占的強大權利——處方權。

接待攻勢，列隊等待

藥品大致可分為兩類：醫院開出的藥，以及在藥房就可以買到的藥。其中，關於醫院開出的藥，就算藥廠想賣很多藥過來，只要醫師沒開處方，銷售量就絕不可能提升，因為藥師與護理師無法任意開藥。開藥的權利稱做「處方權」，在日本是只有醫師才有。因此，藥廠為了讓自家公司的藥可以被開成處方，以前會對醫師展開猛烈的接待攻勢。

根據從幾名醫師那裡聽來的往事，藥廠每星期都會來接送醫師去米其林餐廳，而這只是開端。他們還會幫忙醫師搬家、接待醫師打高爾夫球、用藥廠的錢舉辦醫局旅遊。藥廠靠著這麼做來加深與醫師間的關係，讓自己公司的藥被開立成處方。

藥廠中有負責銷售、提供藥品資訊給醫師的職務——ＭＲ（Medical Representative，負責醫療資訊）。ＭＲ以前會在醫師聚集的醫局室或教授室前站成一排，「列隊等待」醫師。銷售員會在醫師結束診療回來時逮住醫師。我工作的醫院雖禁止這樣的行為，但現今仍有醫院有這情形。

這完全是我的主觀，印象中，從事ＭＲ的似乎多是帥哥美女。有時會發生滑稽的場景：ＭＲ的薪水頗高，年輕醫師雖被ＭＲ奉承地叫著「醫師、醫師」，但其實醫師的月薪遠少得多。

不過最近在製藥業界，做出了相當嚴格的自主規範，因此露骨的接待便一掃而空。或許也有公司會隱身黑暗中，但總之似乎沒有公開化了。

抓住當紅醫師

那麼，無法用來接待的促售費用去哪裡了呢？

看來似乎是轉換成了舉辦「研究會」的費用。我們以藥廠的立場來看一下這些研究會吧。以下的內容是以前某位大型外商藥廠的高層偷偷告訴我的。他畫了金字塔向我說明賣藥的戰略。

醫師的排列法就如同金字塔形，位在頂端的是教授或是如業界意見領袖般的「key doctor」。好好向key doctor推銷，讓他們覺得「這種藥很有用」，然後在聚集其他醫師、由藥廠主辦的研究會上說這藥的有用性。這麼一來，醫師就會因權威（＝key doctor）的話而改變開立的處方，一口氣就能擄獲業界全體。

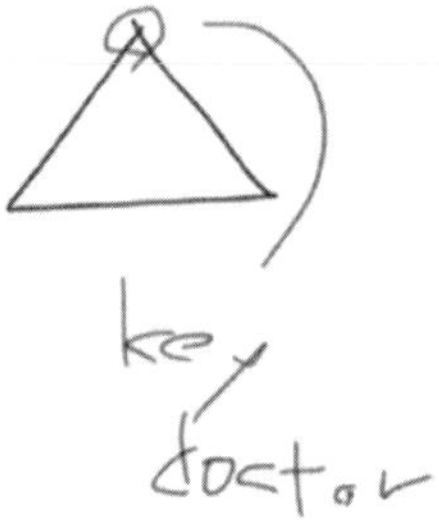

雖然事情沒那麼單純，但藥廠似乎就採用這種戰略。

的確，若是從這方面著眼，會是什麼情況？我身為外科醫師，為了獲得大腸癌抗癌劑治療的最尖端資訊，偶爾也會去參加藥廠主辦的「研究會」。

結果，照例有當紅醫師一邊說著玩笑話，一邊發表著：「今天是〇〇藥廠主辦的活動，請大家稍微小心些……」

研究會上，以前會使用藥廠製作的精美幻燈片，做「這種藥如何好」的演講，不禁讓人擔心：「這名醫師應該會受到調查吧……」但最近，如此明目張膽的人已經非常少了。多數情況下會推薦給我們的藥都有科學上的根據，或是建議的使用方法。他們會一邊介紹一邊連續提到贊助公司的商品名稱。

話雖這麼說，因為是藥廠主辦的研究會，所以也有「有證據（＝科學上根據）顯示，敝社的抗癌劑就科學上來說是有效的」這類情事。最後很多時候，說的都是對藥廠有利的話。

「咦？他之前在其他競爭公司的另一個研究會上才說了完全不一樣的話……」在業界中也有這種在藥廠研究會上表現輕浮的醫師。在研究會上演講時，擔任講師的醫師會收取演講費。有醫師會將之當成副業收入，增加年收。這件事本身不是什麼壞事，在研究會上可以學習到很多事，所以我偶爾也會出席，也曾做過墊檔，在身分顯赫的醫師之前做發表。

對醫師來說，可以借研究會的名目，與專家會聚一堂，而且在某程度上可以由藥廠負責場地費與知名醫師的演講費，所以也有人覺得很感謝。

促售的方法之一是影響力行銷，就是抓住意見領袖，利用他的影響力。醫師可以託藥廠的福出名，而且還可以增加收入，所以是雙贏的局面。

不過，我寫出了這些事，大概永遠都不會有人來找我演講了。

MR的工作會消失？

最後我有些事想跟現役的MR們說。那就是，在不久的將來，MR們在做的「提供資訊業務」需求應該會減少。

以前還沒有網路時，醫師難以獲取藥物的最新資訊，唯一的方法就是聽來醫院直接做說明的MR們說。可是現在，醫師可以在各藥廠網站上獲得頗為詳細的資訊。現在只要醫師問一句：「○○這種抗癌劑的副作用中，嘔吐的機率有多少？」AI就會立刻回答：「在臨床實驗中是15%～32%，上市販賣後的調查報告是35%。」這就是現今時代的進步。

取得藥劑資訊的主要來源

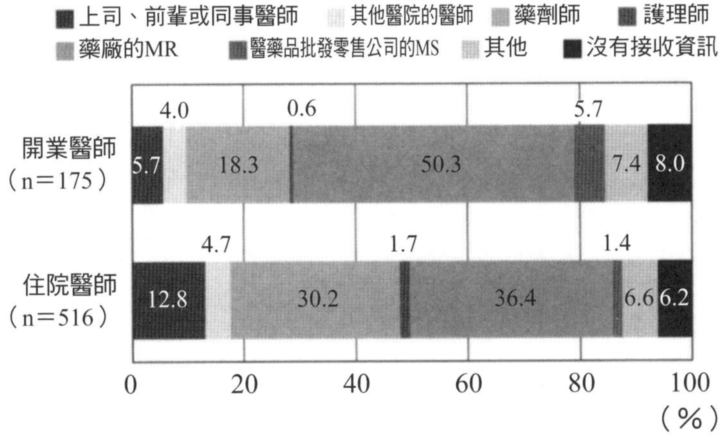

m3.com「取得藥劑資訊的主要來源……是否依不同合作對象做出多劑並用的應對？」
引用自Vol.3.2017/11/9

在這份問卷調查中，現狀約有3～5成的醫師會從MR那裡獲取藥劑資訊。這是以替代了MR機能的網站m3.com服務所做的問卷調查，所以實際上可能還會再多些。

因此我設想，這樣的比例今後應會確實減少。

就像報紙的配送轉換成了電子版以及網路新聞那樣，MR擔負「提供資訊」的這項任務，已經逐漸被網路取代了。「接待」的行銷機能以前或許有效，但現今有自主規範，已幾乎不再那麼做了。活生生的人特意前往醫院提供藥劑資訊，已經漸漸變得有點落伍了。但話雖這麼說，與藥劑師建立深厚關係還是比較好的。因為可與今後醫院藥劑師、醫師的合作更進一步。

這麼一來，此後ＭＲ所擔負的任務，最後或許只會剩下「來往」。醫師中還有人會想著：「那間藥廠一次都沒來拜訪過，就不要用他們的藥了吧」。光是這個「來往」的部分，就不是網路以及ＡＩ可以取代的。

可是即便如此，醫師最終仍會客觀冷靜地下判斷，像是「這家藥的效果比較好，所以就用這家的吧」。這樣比較貼近本質，而且也才是為了患者好。

藥廠為了要存續下去，必須追求利潤，而另一方面，醫師則是追求科學上的根據與患者的利益。這時候，藥廠對醫師進行推銷的行為，在本質上就是蘊含矛盾的，而矛盾具體化的兩起事件就是諾華公司（Novartis）的「纈沙坦事件」與武田藥品的「必洛斯事件」。這兩起事件是，本該是由醫師主導的臨床實驗，藥廠從計畫階段就開始參與，以引導出對自家公司有利的結果。這兩種藥品的銷售額都是超過了１０００億日幣。

我希望這兩家只是剛好做了類似的事。但是只要藥廠與醫師的觀點不同，就經常有可能會發生這樣不正當的事件。

在這前提上，藥廠與醫師必須建構新的關係。那一定得是更對等的關係，而非從前那樣「接待方與使用方」的上下關係。我期望ＭＲ們與醫師都能互相尊重彼此的專業，建構平等的關係。

為什麼很多醫師都和護理師結婚？

此前我們談了許多認真、嚴肅的話題，現在稍微休息一下，接著來看一下醫師的戀愛．結婚。這也是能知道醫師生態的重要關鍵。

雖然很突然，但日本很多男醫師都和護理師結婚。雖然不論是什麼調查，都找不到「男醫師結婚對象的職業以護理師居多」的數據資料，可是就我所知，這是不爭的事實。印象中，有3～4成的男醫師都是和護理師結婚。

為什麼有這麼多男醫師和護理師結婚？

一個單純的原因是：「有很多人都是從職場戀愛到結婚」。醫師一般都很忙，而且和其他業界的接觸也很少，所以很多醫師與其他人邂逅的場所就只限定在職場上，因此會和職場上的女性陷入戀愛，而那些女性多是護理師。護理師有9成是女性，若是臨床醫師，一般都會「接收護理師的報告、對護理師給出指示」。若接觸時間長，就會發展出戀情，直至結婚，這也是很自然的。

其他還可以舉出的理由有：「護理師是唯一能理解醫師這種特殊業務型態的職業」。

醫師的工作非常不可思議，是業界外人士難以理解的工作方式。例如一個月要值10次班，幾乎無法回家。偶爾回去了，也是累到不行，都在睡覺。一個月只有一次完整一天的休假日。不論週末還是夜晚，醫院都會打手機來。明明這麼忙，卻還經常和上司去喝酒（也有因不同醫局及醫院而無法拒絕的情形）。為了隨傳隨到，除了暑休，不能出遠門。旅行只能去附近的溫泉旅行，而且連去泡湯都要帶著手機。

若是在相同職場看著醫師工作方式的護理師，就能體諒「沒辦法，就是這樣啊」，但若是其他業界的人就很難理解了吧。實際上我也知道幾對情侶是因這種勞動環境的落差而分手的。

女醫師的未婚率是多少？

還有，別忘了女醫師。她們當然也是我們男醫師的同事，和我們一起工作。所以男醫師的結婚對象，繼護理師之後，以她們最多。同是醫師而相互結婚的情況很多都是：

①從醫學院學生時代就開始交往，畢業後直接結婚。
②成為醫師後與同科的前後輩結婚。

可是我周遭完全沒有這兩種類型，因為外科中幾乎沒有女醫師。除卻乳房外科是女醫師比較多的科，其他種的女性比例約只有1％。因此，職場上非常難找到對象。

就算不是在職場，男醫師與女醫師也有機會在喝酒會或聯誼等場合邂逅。不過困難的是，醫師的世界很小，一旦問了大學名與社團（很多醫學院學生在大學時代都隸屬於運動社團），幾乎一定會跑去問彼此共同的朋友。只要問朋友：「那個人是個什麼樣的人？」都能得知頗為具體的情況，像是「沒聽過有什麼好傳聞」「學生時代很輕浮喔」等等，若知道了這些，就算對方對自己有意思，也會想與對方保持距離吧。

說句閒話，在日本，女醫師終生未婚的比率高達35．9％（依據教育社會學者舞田敏彥先生所說，終生未婚率是以45歲～55歲間的未婚率做平均算出）。男醫師的終生未婚率為２．８％，全職業的平均為15．1％，所以女醫師終生未婚的比率是超群的高。原因是忙碌、專業性高，以及許多男性會避免選擇比自己收入更高的女性。

此外，也有男醫師會與非醫療相關產業的人結婚。雖沒有數據資料，但就我所知的結婚對象有「空服員（以前稱做空中小姐）」「演藝人員（前偶像、前主播）」「藥廠ＭＲ」「社長千金」「醫師的千金（非醫療界相關人士）」等。我也是其中一人，我也和非醫療業界人士的女性結婚了。

如果想和醫師結婚，就鎖定這樣的醫師！

被這出乎意料之外的題目給嚇了一跳吧。我是想著，若有女性想跟男醫師結婚，就給出如下的建議。這些只是我的主觀，請大家作為參考就好。

社會上一般對醫師的印象是高收入。這點我想和忙碌程度成正比。我比較推薦的是開業醫師的第二代。原因總之就是高所得，相較之下也沒那麼忙。

而且第二代的醫師中，很多人一出生就啣著金湯匙，大多都是坦率的好人。給人的印象是會微笑著說：「這樣不是很好嗎？」因為繼承了家業，通常不需要1億、2億日幣左右的開業資金，而且也已經有了一批固定患者，他們會稱他為「年輕醫師」，彼此很親近。比起一般的開業醫師，破產風險明顯小得多。這樣的經濟風險可是難以估算的。

注意父母

可是我也必須告訴大家不好的一面，那就是父母的問題。

很多父母對於子女結婚對象的條件要求都很嚴格，尤其在意學歷與家世。我經常會聽到，結婚對象的條件因不符父母期望而備受反對，導致破局。在現代，大家應該會覺得這種事很落伍，但現今50～70多歲的醫師，很多人給人的感覺都是非常在意學歷與家世的。

而且結婚後也有著要生下繼承人的壓力，然後讓那個孩子繼續做醫師……現實可沒那麼美好的。

只有外科醫師別選

那麼，相反的，我不推薦什麼樣的醫師呢？

直接了當的說，就是像我這樣的外科系住院醫師。

原因（或許大家會很難想像）就是異常忙碌。我們的繁忙已經超出了常軌，半夜會被電話叫去醫院、三天回不了家、難得的假日也莫名地得出勤、一直進行緊急手術而沒回來……週末要值班或打工，經常都不能出遠門。看電影看到正高潮時，被醫院叫回去，好幾次都「咻」地一下衝出電影院去醫院。

外科醫師中也有人覺得「結婚對象一定要找同業界的醫師或護理師，否則無法理解這樣瘋狂的忙碌」，我也大致贊成這個意見。

醫師有個不好的地方是會把一切都推說是「忙碌」。一位外科醫師朋友的太太就說過：「我都是想著這孩子沒有父親，一個人育兒。」

不做家事、不回家，收入也不如社會印象中那麼高，而且還要加上外科醫師很多時候都會去「喝酒」，甚至有很多外科醫師都很短命。很可惜沒找到調查有各科別醫師壽命的數據資料，但我印象中認識的外科醫師，明顯都很短命，很多人在60歲左右就早早過世了。可以理解，這也是因為「睡眠不足、過勞、暴飲暴食」之故。因為這些理由，所以我不推薦選外科醫師（雖然我自己也是外科醫師）。

醫師聯誼對象最多的是「那個職業」

最後，我想來談一下單身醫師的戀愛情況。醫師常常會參加聯誼。聯誼是未婚聯誼活動的略稱，簡單來說就是男女以邂逅為目的的聚餐。聯誼有很多種形式，通常有一男一女的幹事，這兩個人是朋友，他們會召集彼此的友人聚在一起。很多時候，女性與男性的人數幾乎一樣，全員都是單身。

聯誼的名稱有各式各樣，聯歡會、飲酒會、異業交流會、意見交流會等，什麼都有。我父母的世代（60多歲）似乎還有「聯遊」（聯合郊遊），現在則多是去酒吧喝酒，而非郊遊了。

此處，我想寫下聽過的、男醫師所參加的聯誼。我要先說，日本有超過30萬名醫師，其中也有醫師沒參加過聯誼，當然也有醫師討厭聯誼。所以這裡所寫的，還請大家當成是「東京某些醫師們」的事來聽。從全日本平均（？）來看，或許稍微，不，是非常誇張的。

我問了單身的外科醫師，結果他直言：「聯誼對象最多的是ＣＡ（空服員）」。根據他所說，似乎「去的時候幾乎都是跟醫師朋友一起去，對方是ＣＡ，地點在銀座，大多是這樣的模式」。果然還是ＣＡ啊。若是東京的醫師，就是這樣的吧。

為什麼多是ＣＡ呢？

是ＣＡ喜歡醫師嗎？還是醫師喜歡ＣＡ？我也不知道，但就同樣都是有專業性的職業上來看，或許很談得來，而且彼此都很辛苦……

其次來談談我的經驗。我聯誼的前提是，盡量和醫師以外的朋友來往，避免和同業交往，所以標準稍微不一樣。此外，我單身的期間很長，不可否認，經驗比較豐富。

再加上我聯誼對象的職業還包含非常罕見的業種，例如女主播、寶塚首席明星、律師、議員、神官、歌手等。即便如此，要說人數最多的，還是在一般企業而非醫療業界工作的女性。女醫師、藥劑師、護理師等同業，則是出乎意料的少。女醫師偶爾會一個人參雜在其他職種中，但很多時候都是大幅晚於開始時間，才說著「不好意思，因為工作晚了」而姍姍來遲，然後又說著：「不好意思，明天我要早點出門」而很快就回去了。也有人是喝到一半就被醫院給叫走的。

找男醫師去聯誼的「必要條件」

此外，我也曾主辦過聯誼。我記得很清楚，多是女性拜託我「幫忙安排與認識的醫師聯誼嘛」。可是，召集醫師聯誼時，要注意一點，那就是「一定要多叫些醫師」。

因為年輕醫師經常會發生緊急事態，不只是患者情況突然有變，很多時候是突然被上司丟工作：「明天以前統整好這些。」或是被前輩醫師拜託：「抱歉，幫我值一下今天的班。」因此聯誼時醫師遲到或臨時取消的頻率很高。就我的感覺，情況會是，若叫5位醫師來，準時來的有2人，遲到1小時以上的有2人，1人不會來。所以為了不對聯誼對象失禮，人數要多些，而且一定要加入不太會發生緊急情況的某幾科醫師。

那麼，醫師在聯誼上受歡迎嗎？

關於這問題，我不得不斬釘截鐵的說NO。我個人的資質先放一邊不談，經驗上來說，不會因為「是醫師」而受歡迎。客觀來看，和我一起去聯誼的朋友，或許不論是在收入、工作、能力、人格魅力都遠遠凌駕於我之上。他們都是「大型廣告代理店廣告人」「女性雜誌總編」「投資企業總經理」「能幹的律師」一類。

做為參考，我問了在其他鄉鎮地方擔任醫師的朋友：「你曾經去過聯誼嗎？」結果他回答我：「我曾經和〇〇小姐以及地方電視台的主播聯誼過，而且我很受歡迎喔。」

這是什麼城鄉差距啊……東京與其他地方的狀況真有很大的不同。

順帶一提，我跟妻子是在「意見交流會」上遇見並結婚的。

專欄　醫師與旅行

醫師碰到飛機上的緊急呼叫都不太想舉手

「請問乘客中是否有醫師？」

這個廣播叫做呼叫醫師，曾聽過的人應該不多。我坐飛機時，曾有兩次回應廣播站了出來。

第一次是我成為醫師邁入第4年的時候，是我前往參加歐洲國際學會作發表所搭乘的航班。坐上飛機約7小時後，突然響起英文廣播呼叫醫師。我嚇了一跳，沒有立刻做出反應。但是應該是沒有醫師站出來吧。過了一會兒，又響起了日文廣播。沒辦法，我站了起來，告訴空服員：「我是醫師。」

「要緊急降落嗎？」

我來到感到不適的人身旁，一位日本乘客十分疲乏似的從椅子上滑落。於是，我們趕緊將他抱到機艙內最前面的一塊小空地，讓他躺在地上，之後，空服員立刻拿了急救箱給我。

那位乘客意識模糊，一量血壓，發現是60／30，相當低。「這可糟了」，我很慌張，立刻對他做全身檢查。可是就算用聽診器聽他的胸音，除了「轟──」的引擎聲，什麼也聽不到。何況聽診器還是頗為粗劣的便宜貨，就算很安靜，應該也聽不太到。

於是我火速找出急救箱，拿出不習慣的針往他的手腕刺。為他注射「saline（生理食鹽水）」的點滴，觀察他的情況。

當時我搭乘的是國外的航空公司。我監看著他的情況，看著他的血壓緩緩上升，然後外國人的空服員跟我說：「如果有需要緊急降落，2個小時後可以降落在俄羅斯的機場，您認為呢？」這真是讓我為難。倒下的人病況是否攸關性命，單靠機內僅有的機器無法判斷。而且要緊急降落在俄羅斯的哪個機場？附近又有什麼樣的醫院也狀況不明。連俄文也無法溝通。

我煩惱了一陣後回答：「應該沒有問題。」

現在想來，當時我的回答毫無根據，真是危險。之後，直到飛機降落目的地之前，我絲毫不敢掉以輕心。因為原因不明，那位乘客可能隨時狀況有變。幸好，那位乘客30分鐘左右就恢復了精神，血壓也上升了。我推測，原因應該是迷走神經反射，但只有機上的急救箱，一切都無法獲知。如果是心肌梗塞或腦溢血等重症，一切將束手無策，那位乘客將會死亡。

要說我所能做的事，就是於同一時間寫下正確的「病歷」，以便之後若發生什麼事，可以做出應對。所謂「若發生什麼事」，不只是之後若那位倒下乘客發生不測時可以提供資訊，也包含了若碰上訴訟時可以做為證據的意思。雖然我不知道這單純只是我個人所寫的筆記有多少法律上的效力。

在空中能治好病嗎？

若是醫師們，應該都會同意這點吧，乘客若在空中發生了致命的疾病，可以確切的說，幾乎都治不好。但即便是會致死的狀況，只要有醫師在，就勉強還有救的狀況有：

・因機內飲食等過敏而導致過敏性休克時，可以給予腎上腺素。

・發生突發的致死性心律不整（VT等）時，可以使用自動體外心臟電擊去顫器（AED）。

大概就這些。作為外科醫師，我平常就累積了許多急救訓練的經驗，可以進行一般的急救行為。像是心臟按摩・包含氣管內插管的甦醒行動、止血，以及胸腔穿刺等。可是即便如此，在機艙內能做到的事非常有限。

醫師在應對急症患者時，會一邊思考「原因」，一邊進行「安定生命徵候（生命徵象、血壓、心跳數等）的治療」。但是，在機艙內首先非常難考量到「原因」。機內有十幾種藥物，還有少數的醫療器具（聽診器、血壓計、插管組、血氧儀、AED），可是能從這些儀器獲得的資訊很少，只能知道「生命是否有危險」。

醫師的責任

如果挺身治療急症患者，結果卻被告了……

以下是醫師的觀點，非常重要。站在醫師的角度來看，作為乘客搭乘飛機時，突然出現工作，不是因為簽有契約或有給薪水才去做治療，而且也沒有其他醫務人員，只能以少數幾個非常簡陋的顯示器戰鬥。

在悠閒的旅行中，因出於善意而做了工作，結果卻有吃上官司而需賠償數千萬～數億日幣的風險，而且還不適用於許多醫師都有加入的醫師業務責任保險（也就是所謂的醫責險）。

飛機的醫師登錄制度是什麼？

有一個制度比這個「呼叫醫師」的廣播來得更確實，更能在機內找到醫師並獲得診療。其實，幾年前就已開始這項制度了，那就是「醫師登錄制度」。這是醫師事先在ＡＮＡ或ＪＡＬ等航空公司登錄「我是醫師」。醫師在搭機時，機內的空服員等工作人員會預先掌握其座位，一旦發生有急症的患者，就跳過「呼叫醫師」這步驟，直接去找登錄的醫師。ＪＡＬ從２０１６年２月、

ANA從2016年9月就開始了這項制度。

這個醫師登錄制度有什麼優點呢？

當然第一，對於機內的急症患者來說，醫師可以迅速做出應對，這是個很大的優點。而且因著這個制度，也會減少讓乘客全員感到不安的詢問：「有急症病人，請問有醫師在嗎？」還有，對於在飛機中站出來的醫師，雖無法要求其提出「自己是醫師的證明」，但依靠這個制度，就可以防止「機上出現假醫師」。因為每年似乎都會出現有假醫師的新聞。

※我雖實際碰過機內有急症病人的事件，但為了保護個人資訊，所以許多狀態都是虛構的。

第 5 章

禁忌的「死」與「老」

——人命真的平等嗎？

應該何時開始放棄治療？

本章中，我想說的真心話是關於在現場的醫師是怎麼看待生命？還有也要來思考一下，日本的「生死」接下來會有何轉變。

第一個問題是，治療要到幾歲為止？這是讓我以及諸多醫師煩惱的問題。

一開頭我想先說一下幾年前就負責的患者。為了保護個人資訊，性別、年齡以及經歷等許多部分都會有所改動（所以就算你以為「或許是我」，其實也是別人）。

有一名年約91歲名為鈴木（假名）的男性，在某個夏天，拿著開業醫師的介紹函來我的門診。介紹函或許是年紀較大的醫師所寫，上頭是些頗難閱讀的手寫字。

「患者自覺有血便，前來本院看診，檢查結果是糞便潛血＋＋，請幫忙作詳細檢查與治療。」

簡單說來，意思就是「糞便中混有血液，所以請幫忙檢查。若發現疾病，也煩請幫忙治療」。

我拜託內科的醫師作檢查。作了大腸內視鏡後，在大腸發現了腫瘤。我們用內視鏡鉗子夾取，並作病理檢查。結果一個星期後，回覆的診斷是「well differentiated adenocarcinoma」，翻成中文的意思是「高分化腺癌」。也就是說，確定為癌症。

腫瘤位在距肛門口約20公分之處，在S狀結腸中。進行CT檢查後發現，腫瘤有拳頭大小。

問題是，除了腫瘤頗大，而且還導致大腸堵塞。鈴木先生說，他偶爾會感覺到腹痛，排便很不順暢。

若癌症繼續發展，完全堵住大腸，就會演變成腸阻塞。大腸這個器官，就像一線道的單行道，形狀是像隧道一樣的筒狀，若堵塞了，會引起大塞車。肚子會鼓漲，會嘔吐，而且不知道什麼時候會有腸穿孔的危險。若腸穿孔，會形成腹膜炎，就算進行緊急手術，也會提升死亡的危險性。

在大腸阻塞之前必須採取行動。

基本上時間並不充裕。

最終的選擇——治療癌症？延長壽命？

碰到這情況時，我們醫師主要考慮的選項有三個。

1 手術切除大腸癌。

2 放入支架，拓寬狹窄處。

3 不切除癌症患處，只做人工肛門的手術，避免腸阻塞。

簡單說明一下，1的「手術」是能根治大腸癌的治療。另一方面，2跟3是為了預防阻塞所做的「權宜」治療，無法治好大腸癌。因此若是選了2跟3，鈴木先生總有一天會因為大腸癌而死亡。

若選了手術，就能確實治好。但將是場大手術，手術後併發症的危險性很高。若由我來執刀，將使用腹腔鏡手術，傷口很小，約2小時就能結束，但這對91歲的身體來說負擔也不小。

特別是若發生了「滲漏」（手術時腸與腸連接的接口，有開綻、開口）這個令人擔心的併發症，以鈴木先生的情況來說，單這樣就會致命。尤其鈴木先生的心臟不好，過去還曾經發生過心肌梗塞。心臟機能不好，加上還有糖尿病，所以他的腎臟機能狀況也不好，而且還是超過90歲的超高齡。考量到這些情況，許多外科醫師對於要進行根治大腸癌的手術都會猶豫。就算做了，也是做「哈特曼氏手術」（Hartmann's operation），這個手術是割除癌細胞，但不接合大腸而是做人工肛門。

接著，我們來看一下2的「裝支架」。支架是人工筒狀的鐵絲網，簡單來說，作用是擴張狹窄處。現今在治療心臟血管時，經常會用到。放入狹窄處後，用這金屬的力量撐開、開通。

可是這個選項也有問題。在放入支架的拓寬處，癌症會持續發展。持續發展的癌細胞若從支架縫隙進入內部，大腸這個隧道會再度變狹窄。若變成這樣，估計支架的效果最長只有半年左右。

更糟的情況是，放入支架時造成大腸穿孔。發生機率視裝入支架的醫師而定，但大致上只有幾％，是比較安全的。可是一旦穿孔，就必須進行緊急手術，極有可能致命。

最後的選項是3的「做人工肛門」。人工肛門是打通腹壁，將大腸拉出來並固定住，讓大便從那條腸子出來。若糞便漏了出來，就無法過著正常的社會生活，所以會在肌膚貼上稱為「醫療袋」的專用袋，把糞便裝在裡面。若是將這裝設得比癌細胞更上端，就能避免大腸阻塞。

做人工肛門的手術1個小時內就能結束，對身體造成的負擔也少，所以對心臟不好的鈴木先生來說或許是比較好的。可是誠如先前所說，大腸癌不會被根治，總有一天會因惡化而死亡。

另外還有其他問題：「醫療袋」的管理要由誰來負責？醫療袋2、3天就要重新貼換。要使用剪刀，將醫療袋剪得適合人工肛門的形狀，再用膠帶貼正、貼好。

然而鈴木先生有白內障，看不太到，也有一點點的失智症，難以自行處理。本人無法自理時，可以請同住的家屬幫忙，但是他的太太已經去世了。一起住的兒子、媳婦都已60多歲，但媳婦不幫忙，而且還說：「我無法做這樣的照護。」要處理公公的糞便，這難度很高，我能理解。

這麼一來，做人工肛門也很難了。

這樣還真是頭疼啊。

我們開了好幾次會，和家屬反覆磋商，最後選擇了：

1.以手術割除大腸癌。

手術很順利，幾乎沒有出血，約花費2個小時就俐落結束。可是手術後卻很令人提心吊膽。

患者一度病情惡化，好不容易才逐漸康復起來，約1個月就出院了。至今我仍記得，他出院那天，外科團隊所有人都鬆了一口氣：「唉呀，還好平安出院了。」因為一切順利，所以有好結果，但像這樣得碰運氣的手術，對外科醫師來說，其實不太想做。因為若沒做好某些事，一個活生生的人，很可能會因為自己的失誤而在幾天內死亡。

只有外科醫師一人決定的風險

到目前為止，我們說了些稍微極端點的例子。

可是像鈴木先生那樣超高齡的癌症患者現在正不斷增加中。

現場的醫師會先探討是否可能進行醫學性的手術，也就是身體是否承受得住？是否會因手術死亡，或是臥床不起？

許多超過80歲的高齡患者除了癌症，身體上還有其他不舒服，因手術死亡的危險性也比年輕人高。也有可能選擇了前述的2或3，就可以安穩過個半年，或是因挑戰了根治性手術而在2週內死亡的。

而且「是否應該要動手術」一定要考慮到家屬能否支援後再做決定，所以面臨到的是非常困難的問題。

加入這些要素來探討「是否要動手術」，已經是超越技術性或醫學上程度的生命倫理問題。很明顯，這不是現場醫師一個人煩惱著「要做嗎？該怎麼辦？」就能決定的。

可是，現狀很接近這樣的狀況。

當然，外科醫師一定會向本人與家屬說明手術的必要性與風險，詢問他們的意願。因此必須指出，患者的決定也會受到外科醫師的想法或態度所誘導。

若告訴患者：「你動手術很危險，所以最好避免。」他就不會動手術。若醫師氣勢十足的說：「雖然危險，但還是動手術吧！」大多人都會說：「那就拜託您了！」就這方面來說，我們醫師應該要有強烈的自覺。

如此重要的決定都只靠外科醫師一個人做判斷的現狀，就是一大問題。當然，大方針是由多位外科醫師參與的會議決定，但最後做決定的還是主治醫師。

另一方面，現場的外科醫師每次都會為最終選擇煩惱、苦悶，這也是事實。正因為是沒有正確答案的問題，外科醫師要對自己的選擇負全責，但這也是外科醫師能夠自豪之處。

結果不盡理想時，最讓外科醫師痛苦的，不是相關人員「早知道別做就好了」的冷眼，也不是來自家屬的嚴厲責罵。或許是過去的自己選了錯誤選項，而導致了某人死亡的深深悔恨。說得更甚些，應該所有外科醫師都背負著這種悔恨吧。

你若是在自己超過80歲、90歲時被診斷出癌症，會接受手術嗎？又或者，你的親人碰到了同樣的狀況會怎麼辦？

老實說，我自己也還沒找到正確解答。

「想死在家裡」有可能嗎？

雖然很突然，但你有想過自己的「死亡場所」嗎？

大家或許不太知道，今後日本將會變成「多死社會」。現在日本一年死亡人數有多少？正確答案是130萬7748人（2016年）。這數字和現在的青森縣人口數一樣，經計算得出，約24秒就會有一人死亡。不單如此，死亡數很明顯有在增加中。

在下一頁的圖表中，畫有從昭和22（1947）年到現在的日本死亡人數變遷。看了這張圖後就會知道，進入平成（1989年）時死亡人數開始增加，此後年年都在持續增加。這個傾向持續了一陣子，厚生勞動省預測，2040年將迎來顛峰。顛峰時期的一年內死亡人數將超過160萬人。

其中，還有一件事希望大家知道，那就是「日本人死的地方會從醫院轉移到家裡」。與其說是轉移，或許說是回去比較正確。以前日本人就是在榻榻米上出生，在榻榻米上死亡。下一頁的圖表就顯示出了這種情況。

日本的死亡人數

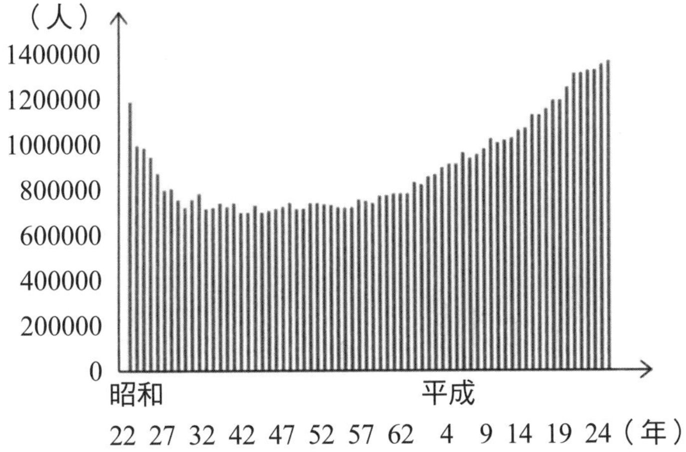

*依據厚生勞動省平成28（2016）年人口動態統計（確定數）概況，由筆者做成

根據上面的圖表顯示，在自家死亡的人數，現在是1成，剩下9成的人是在醫院或看護設施中死亡。

因此我預測，今後在自家死亡的人數會增加。原因是，對國家來說，「死在醫院要花錢」，這是抑制不斷上漲的醫療費的一種方法。根據內閣府針對2000人進行的問卷調查，有54．6％人選擇「自家」作為「迎接臨終之處」，回答「醫院或看護設施」的人則是32．2％。

我的立場也是強烈贊成以自家做為臨終場所。

我想起了一件事。我前去訪問診療（醫師前往患者住家診察），實際在患者家進行照護時，患者在家屬守護下，心跳逐漸趨緩而嚥氣的瞬間，當時年輕的我正巧也在，內心雖焦慮不安，卻見到了平穩的臨終。沒有在醫院裡臨終場面一定會有的鬧鐘聲響，也沒有工作人員往來慌亂的腳步聲，靜靜地維持著尊嚴而結束生命的模樣非常自然，至今我仍記憶猶新。

可是現實上，居家看護還頗有難度。現況有很多例子是，本人雖希望在家，負責的家屬間卻未達成協議，而將患者送去醫院。我認為，當務之急是要建立居家看護的體制。

統整一下，關於「『想死在家裡』有可能嗎？」這個問題，我的回答是：「雖然要緩步漸進，但是有可能的，而且今後選擇這條路的人會不斷增加。」

日本人在哪裡死亡？

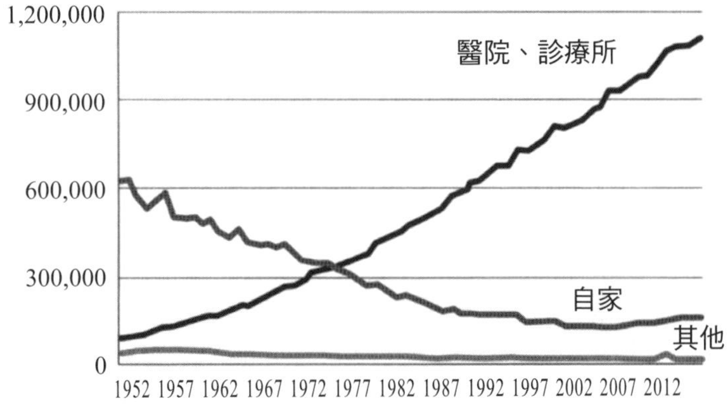

「醫院、診療所」中包含了「老人照護保健設施」「留產所」

*對於人生最終階段的醫療，厚生勞動省的方針。引用自厚生勞動省醫政局 地域醫療計畫課

*註：留產所，類似產房，因醫院床數不足，有些產婦會選擇在此生產，所需費用也比醫院便宜。

什麼時候該選擇「安樂死」？

我們來思考一下關於安樂死這件事吧。首先希望大家知道的是，安樂死有兩種。

①積極的安樂死…為了讓患者結束生命，進行注射藥物等行為。
②消極的（間接的）安樂死…為讓患者結束生命，不做治療或中止治療。

你聽過且想像中的「安樂死」，應該是①積極的安樂死吧。為痛苦的患者注射毒藥，讓患者安穩嚥氣……或許你腦中會浮現這樣的景象。

關於安樂死，我要來介紹一下也許是日本最有名的一起事件。

這起事件，發生在1991年神奈川縣某大學醫院。

有一名患者罹患了多發性骨髓瘤的癌症。

這名患者的家屬再三對主治醫師提出中止治療。醫師雖不斷說服家屬繼續治療，但家屬「強硬的說：『請讓他輕鬆些吧。我們想早點帶他回家。』始終不聽被告（筆者註：指主治醫師）的勸說」（引用自判決文），因此主治醫師為其注射了名為地西泮（Diazepam）的鎮靜劑，並告訴家屬：「雖然你們說要用藥讓他死亡，但這種事在法律上是不被允許的，而且身為醫師也無法做這種事」（引自同判決文）。

即便如此，患者似乎仍舊很痛苦，於是家屬又叫來醫師，不斷追問他。最後醫師說：「自己不論在肉體還是精神上都非常疲憊，甚至無法站在醫師的立場上想清楚，心境上宛如被逼入絕境。」

於是就想著，照家屬要求「立刻讓患者嚥氣」。

醫師為患者注射一種一打就會死的藥物，讓患者死亡了。

聽了這件事後，大家作何感想？

既有人覺得「好過分，居然做這種事」，也有人同情醫師。最後，這起積極實行安樂死事件的判決結果如何呢？在裁判的判決文中表示，只要滿足如下四個要件，就能許可積極的安樂死。

（許可積極安樂死的要件）

1. 對患者而言，痛苦劇烈而難以忍受。
2. 免不了死亡，而且死期將近。
3. 為消除、緩和患者肉體上的痛苦已用盡方法，束手無策。
4. 患者明確表示答應縮短生命。

（橫濱地方法院判決　東海大學安樂死事件　平成7年3月28日）

為什麼沒能預防？

根據裁判的結果，判決有罪。不過斟酌情狀，判刑2年，緩刑2年。原因可以舉出有3的「不存在有肉體上的痛苦」，以及4的「欠缺患者本人的意思表示」。

那麼若備齊了這四個要件，就可以選擇積極的安樂死了嗎？

這是非常困難的議論。我時時都會碰到類似的場面，但並不會想要進行積極的安樂死。理由是，我認為「醫師不是神。無法左右人的生死」。

那麼，那名醫師究竟該怎麼做呢？我假設自己與該事件的醫師處於相同立場，試著模擬一下。

若家屬頻繁要求：「請讓他解脫吧。」首先我會和同事、上司商量，聽取他們的意見。視情況而定，或許也會拜託其他醫師去向家屬說明。事件中的醫師在治療途中雖有稍微和同事說過這件事，但最終還是獨斷地注射了藥物。

而且可以看得出來，為了不讓護理師知道，醫師是自己準備藥劑拿去病房的。這是最不能做的一件事，一個人準備、注射是非常危險的。原因是，可能會判斷出錯，或有可能弄錯藥物種類與劑量。

如果是我，會在這個時間點與病房的護理師商量，問護理師：「你認為呢？」總之，醫師一個人的判斷是很自以為是而偏頗的，所以很危險。而且醫師基本上有很強力的權限，可以按照自己的指示進行任何治療。這也是導致這起事件的原因之一。如果這個權限者的狀態是「不論在肉體還是精神上都非常疲憊，甚至無法站在醫師的立場上想清楚」，就會出現這樣的事件。

醫師有結束生命的權力嗎？

話雖如此，很多時候，醫療的世界是只有在現場的人才能理解。我這麼說不是要擁護該名醫師。但我想，若能避免「不論肉體還是精神上都非常疲憊」的過勞狀態，減輕該名醫師的勞動負擔，或許這起事件就不會發生。

這起事件發生在1991年，當時「安寧療護」這學問與實踐尚未滲透現場。若是現在，碰上癌症末期患者痛苦得受不了時，就能實施「安寧療護」，給予麻醉藥、鎮痛劑等。就我所見，最近幾乎已經沒有癌症患者一直到最後都疼痛不堪、痛苦死亡的。最近的大醫院裡都有安寧療護醫師以及團隊，所以可以去那裡做諮商。

左右人生命的這種事，不是醫師能出手干涉的領域。

我是這麼想的。可是視情況不同，即便有可能稍微縮短壽命，也有以消除痛苦的治療為優先的。而且視情況而定，也有人會與家屬或其他醫護人員商量，選擇不治療。

那種時候，我總是很煩惱。

想著，做這樣的決定真的好嗎？

統整一下，在治療癌症的現場，由於安寧療護的普及，幾乎已經不需要針對先前所舉的四個要素去做商議。至少，我一次都沒做過。我想，許多醫師都知道那四個要件，但實際上，幾乎沒有會選擇積極性安樂死的情況。

醫師怎麼看待人的「死亡」？

接下來，我想來談一下醫師的生死觀。說生死觀什麼的或許有些誇張，但我想來談一下「死亡這件事」。

日本有超過30萬名醫師，或許各自的生死觀都不同。不過醫師這個職業經常會接觸到死亡，只要擔任臨床醫師，所有醫師應該都會碰過人死亡臨終的場面。

有一項調查如下。這項調查是測量「對死亡感到不安的基準」，也就是「對死亡感到有多不安」的程度。結果，護理系學生（為成為護理師而在學校學習的學生）的不安最強烈，相反的，醫師的不安卻很微弱。進行研究的金兒和子先生說：「愈是了解死亡，愈是凝視死亡，愈能消除關於死亡的迷信與迷惘，也會減少對死亡的恐懼。」

誠然，人這種生物的確是會對未知感到恐懼。

這世間沒有人體驗過死亡，所以無人可問。醫師則會頻繁地見到人的死亡。因此，或許會對死亡感到漠然，恐懼感也比一般人來得少。

可是醫師所見到的，終究是患者的死亡，既沒見過自己的死，接觸到家屬、朋友等重要之人的死亡次數，也和其他人一樣。說是見慣了死亡，但並不等於習慣了「重要之人的死」。

醫師與患者的關係性是「2・5人稱」

那麼，醫師是如何看待患者的死亡呢？這個問題也非常難回答。在某種意義上，或許可以說是「習慣了」。

原因有兩方面。

一是很現實的理由，亦即「若不習慣患者的死亡，就難以繼續醫師的工作」。這麼說雖很理所當然，但對醫師來說，患者死亡是頗為難過的事。每天親切說話的人不在了，而且有時還可能是（感覺）自己治療失敗。

要是醫師每次都正面迎擊這樣的傷害，那在精神上可能很快就會生病。醫師是懷著「那位患者真的是很努力了」「家屬都非常溫暖的守護著他」這樣的感想，慢慢接受患者的死亡。

以前曾經指導過我的皮膚科醫師，每當碰到患者死亡，就會組團去喝酒。雖沒說到敬酒的份上，但應該是在緬懷那位患者。我也曾同席過好幾次。那位醫師雖一句話都沒提到患者，但每次都激烈暢飲。他是位非常為患者著想的醫師，或許他是靠這麼做來穩定精神。

醫師習慣死亡還有一個原因，那就是「若不客觀以對，將難以進行治療」。關於治療行為，或者診斷行為，醫師必須客觀地觀察患者的情況。就醫學上的觀察來說，不拉開一定程度的距離就難以進行，所以有很多醫師似乎都不想治療親人。

我在前一本著作《為了幸福死，我想盡早告訴你的事》也提過這點，對醫師來說，患者不是親人。可是醫療這分工作，就算當成是「別人的事」，也絕對無法一切順利。我稱此為「2．5人稱」的距離。第二人稱「你」是親人等非常親密的人，而第三人稱「某人」則是其他人。若不是這樣的距離感，患者與醫師間的關係就不會是良好的。

那麼當醫師成了患者，亦即會如何面對第一人稱（＝我）的死亡呢？

就我所看過的某位前醫師患者及其與疾病抗戰的日記來說，並沒有特別容易接受死亡。

我自己又如何呢？

身為癌症專家，我為許多患者送過終，寫過關於死亡的書，也有很多場演講是以死亡為主題，但我一點也不覺得自己就擅於接受死亡。或許是稍微早些看開了，但也不是不會恐懼死亡。

你「生命的價值」有多少？

聽到「生命的價值」這句話，應該有很多人會大吃一驚吧。在愈形衰退的經濟中，日本醫療迎來了高齡社會，所以一定得討論這問題。

首先就從以下的話題談起。

假設你今年70歲，罹患了大腸癌，被告知無法進行手術及放射治療，選項只剩抗癌劑。抗癌劑的種類中有一種藥非常有效，但很昂貴。

從同是大腸癌患者使用過這種藥物的資料來看，你的壽命約可延長一年半至兩年。可是這兩年間必須持續使用，而一個月的藥費為１００萬日幣。兩年就要２４００萬日幣。若使用了高額醫療費制度，一個月需要支付的金額只要9萬日幣。之後繼續存活的期間若是兩年，就是２１６萬日幣。

你的年收有３５０萬日幣，存款有１０００萬日幣，若是兩年２１６萬日幣還付得出來。而且據說藥物還沒什麼副作用。

你會怎麼做？

——那麼，你會怎麼做？

延長半年的壽命，相對地，必須支付216萬日幣。是要付出這金額努力活下去？還是不用藥治療？

實際上，我的門診中有很多這種情形。不論是藥物的款項，還是年收、儲蓄，都要提出非常具體的數字。當然，最終選擇何種治療的還是患者，所以他們會深思熟慮。而幾乎所有人都會做出的選擇是：「若是這樣的金額，我還勉強付得起，所以想用那種藥治療」。

在此，請注意2400萬日幣減價成216萬日幣這點，實際上是減價了91％。減價9成以上的情況很少見吧。

那麼，是誰減了價？又是誰付了這筆錢？

實行減價是基於「高額醫療費制度」這個制度，支付者是「保險人」。在這例子中，「保險人」轉嫁的金額是2400萬－216萬＝2184萬日幣，頗為高額。

說到「保險人」，或許很多人一下想不到是誰，其實就是公共保險事業經營者。那麼經營者的財源怎麼來？實際上，連同保險多少有些不一樣，隨年齡不同也不一樣，但大致說來約有3成是公費，其他則是由被保險人（加入保險的人，也就是我們）所支付的保險費。

因此，付錢的就是「住在日本的人」。這個保險理念是由大家負擔醫療費，盡可能減少重病者負擔的金額。

想一下先前的例子。兩年的2184萬日幣，會因保險人而被轉嫁。那麼，若這些金額要由大家來負擔，是否仍要接受高額的治療？

這麼一問，許多人應該會回答：「應該要讓大家一起負擔，然後接受治療」吧。

那麼，下一個問題。

這類人若有10萬名，是否能接受相同的治療？

順帶一提，1092萬日幣，10萬人就超過了1兆日幣。金額大得不得了。這金額約有多大呢？日本的醫療費一年約40兆日幣，占了總數的2．5％。這樣的超高金額，可以只讓大腸癌患者使用嗎？實際上，大腸癌患者現正不斷增加中。

我們可以簡化成以下的問題：

「70歲的大腸癌患者，為了延長半年壽命而使用某種藥，大家願意一年負擔1092萬日幣嗎？」

到了這地步，覺得「稍微高了點」的人就增加了吧。

為了延長一個人的壽命，可以使用的金額上限是多少？

這方案愈漸設定得具體起來。使用於治療大腸癌的抗癌劑中，有一種新藥叫標靶藥物，其中也有一個月藥費會超過70萬日幣的。而一年間罹患大腸癌的人數推估有14萬9500人（來自國立癌症研究中心情報服務）。

將這方案的問題換個說法就是以下這個問題：

「為了讓某人多活一年，你覺得可以使用的金額是多少？」

這個金額依據不同回答者會有不同。

有人會回答「若是關乎人命，1000萬也好2000萬也好，都可以用。」但另一方面，也有人會認為，「既然是要使用大家的錢，原則上是要由自己負擔、努力，若怎樣都不夠的份，最多可以付300萬日幣。」答案有各式各樣。而且或許也有人會以年齡來界定，像是：「幫孩子付多少都沒關係，但要幫超過80歲的人付錢就有點……」

其實這在醫療經濟的世界中，多少也有些共識，那就是：「為使某人在一年內健康的生存下來，可以使用的金額是5萬美元。」5萬美元以現在的匯率來計算，約是550萬日幣。有人認為，若超過了550萬日幣就停止治療。其他還有2~3萬美元（約276~414萬日幣）的數字。

聽起來是不是很殘酷呢？應該也有人覺得花多少錢都沒關係吧。

醫療費的崩壞危機

實際上有國家適用這個規則，那就是英國。我在這次想定的案例中所使用的抗癌劑——癌思停（Avastin），在英國就無法使用。原因是：「費用效果比太差了」。順帶一提，所謂「費用效果比差」，指的是，就花費金額比例來說，效果差了一點。感覺就很像是我們日常經常會使用的「CP值（性價比）」。說得專業點就是成本效益。

基本上來說，英國的醫療制度跟日本大不相同，例如可以免費在醫療機關看診，所以無法單純做比較，但英國在全球醫療界中，「費用效果比」都是被視作比較嚴格的國家。從費用效果比這點來看，癌思停這個藥的效果（也就是能讓癌症患者延長多久壽命），費用相對過高，所以不使用。

另一方面，日本則是用得理所當然。我也使用抗癌劑治療，癌思停比起其他的抗癌劑副作用比較少，所以很適用。

可是我沒怎麼去思考這價錢。若是使用高額醫療費制度，患者的負擔會依收入而有差異，但每個月需要負擔的金額都在10萬日幣以下，所以使用時幾乎可說是由所有人來支付。而幾乎所有使用這藥的患者都有使用高額醫療費制度，享受到折扣優惠。

許多醫師在一定程度上都知道這事實，即便如此，還是認為治療患者最優先，所以會持續使用。日本還是有容許這點的經濟力。

話題跑偏了，除了這個藥，還有因超級貴而成為話題的抗癌劑。一個是柔癌捕（Zaltrap），這個藥和先前提到的癌思停作用機制類似。這個藥一個月要花超過100萬日幣，當初一開賣時，美國一間有強大影響力的醫院——紀念斯隆・凱特琳癌症中心（Memorial Sloan Kettering Cancer Center）的醫師就公開發表說：「這藥太貴了，我們醫院不用」，結果轉眼間，藥價就減半。這件事雖然看起來很像玩笑，卻是真實事件。

還有另一個叫做保疾伏（Opdivo）的新藥，一個月要花300萬日幣以上，因而成了大新聞。這款藥的價格也不斷在下降中，現在已是一開始發售的四折左右。

以延續性命為最優先的醫療終點

話題拉回來，先前我寫過：「日本有經濟力可以使用高價的藥。」但是潮流逐漸開始改變。厚生勞動省已經持續在探討CP值，也就是費用效果比。2012年開始的研討會上，就計畫要實施以下的調查。

「開發的新治療法如醫藥品、醫療器材等，若有可能讓患者以完全健康的狀態存活一年（1QALY），而該治療法的花費總額為X日幣，尋思是否應以公共保險來支付時，要以『是』或『不是』的選項來詢問」（引用自中央社會保險醫療協議會費用效果比評價專門部會（第46次）議事程序「新行國內支付意思額（暫稱）調查」」。

文中的X日幣正是剛才寫過的550萬日幣這個金額。我非常希望能進行這項調查，但結果因在會議上沒有取得共識而放棄了。這個X日幣是多少，是使用了日本過去進行過的四個研究結果，以及實際導入的英國例子來決定。

最後大致定調為500萬日幣上下。而且關於費用效果比，已經開始針對13種品項進行調查。那13個品項是四種治療C型肝炎的藥、保疾伏等高價的兩種抗癌劑，其他還有腦深層刺激裝置以及支架等用來治療的機器、道具。

今後，要使用怎樣的藥物以及治療器具還不明。明確的是，往後的日本將會迎來要考慮費用效果比的時代。雖然高價，但效果沒那麼好的治療，今後將只能自費。

我認為，對任何世代的人來說，知道這件事都是非常重要的。少子高齡化社會的醫療費會愈形上漲，勞動力減少的日本經濟會逐漸下沉。我覺得，這幾年應該是能使用到充裕醫療費用的高峰。也就是說，「若想要救命、想要延長壽命，花多少錢都可以」的時代，終會迎來喪鐘。

接下來我們將要面對的是，以有限的金錢做最大限度的有效使用。因此，要冷靜而透徹的看待費用效果比，清楚拉出一條線，不要使用CP值不好的東西。這也就是說，今後的時代，生命將會具有清楚的標價。

人百分百會死

前面說到了「生命的價值」這項頗為嚴肅的話題。接下來我想談論更為嚴肅的話題——死亡。這偏於我個人的意見，但也確實是一介醫師的真心話。

沒有預防癌症的方法

我的專業是大腸癌，至今診療過許多癌症患者。我作為執刀醫師或助手而參與的手術，早在幾年前就超過了一千件。我也幾乎取得了在我專業領域中的所有專業醫師證照。

我一方面累積醫師的資歷，一方面自2015年起開始寫作。在那一年，我出版了拙作《為了幸福死，想盡早告訴你的事》，之後就正式開始寫作的工作。我在Yahoo!新聞以及日經BP等網站寫作給一般讀者看的文章，也有在日經醫藥線上與m3.com這類給醫療相關人士看的網站上做連載。

我既在醫療界內部擔任臨床醫師工作，也從外界觀察醫療界的眼光來書寫，因而學到了許多東西。在本節中，我就想告訴大家這些事。

首先是，「沒有能完全預防癌症的方法」。不論多注意健康，仍沒有一個完全的方法可以防止體內產生癌細胞。當然也是有「只要注意這件事，就能減少罹患癌症的機率」。戒煙、節制喝酒、熱飲冷卻後再喝、控制鹽分攝取量、多吃蔬菜、不要過胖……有資料顯示，若能確實遵守這些事項，就能減少罹患癌症的危險性。可是即便如此，危險也只會減半。

話說回來，為什麼會有癌症呢？原因大多出在基因異常。造成基因異常的原因有很多。例如若是一直感染某種病毒，就容易成為罹癌的契機。可是最多的原因還是「年齡的增長」。也就是說，年紀大了，就一定會出現基因異常。所有人都會出現基因異常，若連修復這些的基因都出了問題，就會引發癌症。

早在很久之前，就出現了「癌症患者增加」的情況。實際上，與１９８５年相比，在２０１２年一年內，光是罹患新型癌症的男性就從約20萬人↓約50萬人，增加了２．５倍。增加的最大原因就是高齡者變多了。若是因為年紀增長而罹癌，不論怎麼想避免，都是徒勞無功。

就這層意義上說，只要是「人」，只要活到老，就不可能完全預防癌症。

我們不能隨心所欲控制生命

不只是癌症，在這世上，有不少疾病都無法預防，或是原因不明而突然發病。像是神經性的難治之症ALS（肌萎縮側索硬化症，俗稱漸凍人）、100個人之中不到1人會發病的統合失調症，還有許多遺傳疾病。

而且，人其實會受「環境」影響而生各種病。例如在工地現場工作的人受重傷的可能性高於其他人。此外，以前很多外科醫師會被患者的血液感染肝炎病毒，因急性肝衰竭而出現黃疸，所以在外科有句話說：「臉若變黃，就能獨當一面」。其他還有若是在非常忙碌的黑心企業工作，罹患憂鬱症的危險性也很高。像這樣，有很多疾病是不論怎麼想避免都避免不了，這點是事實，卻意外地不為人知。

說得更甚些，這情況不只是疾病。

因自殺而死亡的人數是2萬1017人，因交通事故而死亡的人數有5278人，因溺水而死亡的人數有7705人，因他殺而死亡的人數有290人（人口動態統計 平成28年）。這些是在一年內死亡的人數。

從這個事實可以導出以下結論：

「你無法隨心所欲控制自己的生命與健康」

這句話或許很忌諱由醫師來說。

這簡直就像機師在說：「搭飛機很危險。」

可是我所陳述的是一件很嚴肅的事實。當然我也稍微研究了一下能控制的方法，而且我也在醫院現場工作著，正因如此，我才必須把現狀說清楚講明白。

「死亡」沒有理由，不可能能接受

只要在醫院擔任癌症醫師，就必須面臨得告知患者：「您罹癌了。」這件事。這時候，許多患者都會有如下的反應：

「怎麼這麼突然？我明明很健康。」

「為什麼是我罹癌？為什麼不是別人偏偏是我？」

無法接受是很正常的。因為我們的生命與健康是極為受到偶然所左右。

說得更深入些，我們並不清楚人死亡的真正原因。

當然，就醫學上來說，可以說明為：「癌細胞轉移至全身，最後因營養不足而死亡」，或是「癌細胞轉移至肝臟，肝臟幾乎喪失全部機能而死亡」。可是再深入點問：「為什麼會轉移到全身呢？」「為什麼經常會發生轉移到肝臟的情況呢？」時，要追根究底找出原因就很難了。只能說，癌細胞在未分化時容易轉移。

而再問到更深入的「為什麼那個人會得那類型的癌症」時，醫師們就會舉白旗投降了。隨著遺傳醫學的進展，或許我們可以得知「因為這部分的基因發生變異，所以發生癌症」，但是我們仍無法得知「為什麼這個人的這個基因會突變」。而且再深入研究後，即便知道「這個人的家族中遺傳著這個基因會突變」，也無法知道這個家族的這個基因何時起發生突變？為什麼會發生？

因此，依現代的醫學，根本無法得知一個人為什麼會死。因為不知道原因，周遭的人在情感上也很難能接受。對醫師來說，我們只能說明：「很不幸的，您罹患了非常糟糕的癌症⋯⋯」

所以不時有人會在宗教或命運論上去尋求答案與解釋。很遺憾，這部分已非醫師所能插手，我們只能盡力對在患者床頭高聲哭喊的家屬說：「患者本人已經非常努力了。」

為許多年輕人送過終

我的患者中也有年輕人。經常有人會說：「年輕人的癌症惡化很快。」但這有點不正確。依癌症種類不同，正確說來，多數都是：「年輕人發現癌症時很多都已惡化了，所以看起來惡化很快。」

不論是哪種，惡化的癌細胞對年輕人來說都同樣有不好的影響，會毫不留情地奪走人命。對醫師來說，治療年輕人也是很痛苦的。看到他們懷抱遺憾離世時，就會想著，自己能不能為他們做些什麼？

有位名叫山下弘子的女性，她不是我的患者，是我的朋友。她在19歲時罹患肝癌，動了大手術，也使用抗癌劑治療，歷經各式各樣的治療後，於25歲亡故。2013年，在她與疾病奮鬥時，我經朋友介紹與她認識，曾一起爬過富士山。之後我們兩人的關係如同兄妹，很親密。她有演出過美國家庭人壽保險公司的廣告，也進行過演講活動等，所以或許也有人知道她。

她歷經6年時間與疾病奮戰，在今年春天（2018年3月）亡故了。在那之前，她都非常有精神，在她倒下那一天，我還和她約好要一起去京都玩。

她為什麼會在年輕的19歲就罹患肝癌呢？為什麼不是我也不是其他人，偏偏是她呢？我也深陷這樣的念頭中。我腦中清楚知道，人類的身體自然會出現這樣不合情理的事。但是面對如此親近之人的死訊，理智是無法順利運作的。當然，至今，我仍會沒來由地突然被想念她的寂寞與束手無策的悔恨感給襲擊。她的死，讓我深深感受到了「死亡」無邏輯可言。

你還有幾年可活？

讀到這裡，大家應該會覺得，死亡總是突然造訪，一切都是不可避免的。那麼你還有幾年可活呢？

知道正確答案的，只有神。但根據資料，也能在一定程度上做出預測。根據厚生勞動省的資料，現今20歲的人還有61．13年，40歲的人還有41．77年，60歲的人還有19．41年，80歲的人還有12．03年，這是平均的壽命。

當然這只是平均數，所以有人活得比這短，也有人活得比這長。把這當成一種基準就好。

看過許多死亡的醫師，希望自己怎麼死？

那麼，為許多患者送過終的我，想要怎樣的死法呢？雖然我不覺得能如希望那樣，但還是試著想了一下。

・因肝癌或肝硬化等肝功能衰竭而死
・因意外而瞬間死亡

大約是這樣。可嘆的是，醫師無法鑽研所有科，因此希望的死法會偏向自己熟知的領域。當然，除此之外或許也有不錯的死法，但現階段，我覺得這兩種死法還不錯。

原因是「兩者都不痛苦」。第一個的肝功能衰竭，是有一種叫做阿摩尼亞的毒素會累積在身體中，然後意識模糊如睡著般辭世。第二種意外是發生在瞬間的事，所以完全不會感覺到痛苦跟恐怖就辭世了。

結果，我其實是討厭痛苦的。所有醫師只要看過因痛苦而難受的患者，應該都會有類似的回答。

該如何活在當下

反覆思量死亡後，可以導出一個結論：「死亡是完全無法控制的」。這結論真是遺憾。我想，不論科學多麼進步，都無法改變這結論。

無法控制死亡。若是這樣，現下該怎麼做呢？我的答案就是思考以下這個問題：

「直到毫無邏輯可言的死亡突然來臨前，該怎麼活？」

這也不是醫師能做些什麼的。但是，若能自覺到「死亡是無法控制且會突然降臨的」，就能再往前進一點點。只要知道這點，就能活得和不知道這點時不一樣。因此見過許多死亡的醫師應該要做的，是告訴大家一個事實：「你一定會死，而且是在某天很突然地死去。」

總是顧慮著什麼，沒去做想做的事而活的人，請一定要去做想做的事。有人是像美國總統川普，破產好幾次之後獲得了大成功；也有人半途而廢，才20多歲就過世。

透過這節，我想談一下「想活下去的原因」，以及死亡這件沒道理的事。

乍看之下，這似乎遠離了醫師真心話的主題，但這也確實是我的真心話。只要在醫院現場，就經常會感到鬱悶不已。我們總在面臨著以下的事情，一想到好不容易才將患者壓倒性湧來的死亡波濤推回去，馬上，下一個波濤又湧到了腳邊。

有很多外科醫師似乎都會大口喝酒。我偶爾也會一邊自覺那是傷害自我的行為，一邊沉浸在酒精中。因為很多時候都是不得不喝。

醫師是很無能為力的。

神決定了一個人的命運，不論我們如何和那個人一起對抗，都是輸多贏少。醫師無法決定死亡。

在這樣的時代裡，身為「人類」的我們，是否該試著思考一下該怎麼生活呢？

結語

「為什麼在大學附屬醫院看病要等2小時？對癌症患者來說，很消耗體力啊。」

「要等2小時？」

「對，明明我咳嗽，癌細胞又轉移到骨頭很痛。」

2018年3月亡故的朋友山下弘子小姐經常會像這樣打電話跟我敘叨。她從19歲罹患肝癌後，一直往醫院跑。她一邊接受抗癌劑的治療，一邊和我去爬富士山，還去國外旅行。她一邊積極行動，一邊對抗病魔。

她偶爾會跟我抱怨與醫護人員的溝通，以及等待時間過長。每次我都會像找藉口似的跟她說明：「不是，醫師不是這樣想的喔」「因為等檢查結果出來要花些時間啊」等等。說不清的煩悶感，累積在我心中。

正好那時候，編輯坂口先生來委託我寫這本書。企劃書的標題是「（暫訂）醫師的真心話」。為什麼我必須寫這種二三流的東西呢？起初我在情感上強烈抗拒。但是看到目錄標題後就大吃一驚。

「為什麼醫師的態度總是很冷淡？」

冷淡？總是？難道患者都是這樣想的嗎？患者跟醫師之間的鴻溝竟比我想像中的還大嗎？從那天起，這件事就占據了我的腦海。用筆來填補這鴻溝不正是身為醫師作家的我該做的事嗎？我這麼想著，因而決定執筆。醫師不是聖人，也不是什麼都懂，但是卻比任何人都為患者著想。我在書中寫了這些事。

出版時才透露自己個人情報給我知道的SB Creative責編坂口惣一先生，還有平常於連載時就得忍受我的任性，與我來往的Yahoo!新聞個人類的佐藤真希先生、日經ＢＰ的池松由香先生、日經醫藥的本吉葵小姐、m3.com的高橋直純先生。出版前進行群眾募資獲得大成功的股分有限公司Makuake的森惠先生、矢內加奈子小姐、寫了超長郵件給我的好友福永活也。Makuake １７４名支援者的大家既是編輯也是批評者，有時還會坐到我身邊鼓勵我。京都大學的同學們。７５５位溫柔守護我的各位。我想向各位表達我熱切的感謝。還有，我也衷心感謝妻子，她在我因弘子的去世與搬家而感到極度不安時支持著我，也給了我寫稿的建議。

謹將本書獻給因醫師的言行舉止而受傷的所有人。

中山祐次郎

國家圖書館出版品預行編目資料

日本YAHOO！外科醫師的真心話：白袍下的醫界真相 / 中山祐次郎著；楊玉鳳譯. -- 初版. -- 新北市：世茂, 2019.10
面；　公分 -- (生活健康；B471)
譯自：醫者の本音
ISBN 978-957-8799-97-4(平裝)
1.醫學　2.醫療服務　3.文集
410.7　　108012411

生活健康 B471

日本YAHOO！外科醫師的真心話：白袍下的醫界真相

作　　者 / 中山祐次郎
譯　　者 / 楊玉鳳
主　　編 / 楊鈺儀
責任編輯 / 曾沛琳
封面設計 / 林芷伊
出 版 者 / 世茂出版有限公司
地　　址 / (231)新北市新店區民生路19號5樓
電　　話 / (02)2218-3277
傳　　真 / (02)2218-3239（訂書專線）
(02)2218-7539
劃撥帳號 / 19911841
戶　　名 / 世茂出版有限公司
世茂官網 / www.coolbooks.com.tw
排版製版 / 辰皓國際出版製作有限公司
印　　刷 / 傳興彩色印刷有限公司
初版一刷 / 2019年10月
ＩＳＢＮ / 978-957-8799-97-4
定　　價 / 280元